亚健康中医疗法

主　审　许二平　许东升　高希言
总主编　杨英豪
主　编　潘万旗　何　琦

河南科学技术出版社
·郑州·

图书在版编目(CIP)数据

亚健康中医疗法/杨英豪总主编. —郑州:河南科学技术出版社, 2018.11(2024.6 重印)
ISBN 978-7-5349-8962-9

Ⅰ. ①亚…　Ⅱ. ①杨…　Ⅲ. ①亚健康-中医疗法　Ⅳ. ①R242

中国版本图书馆 CIP 数据核字(2017)第 210342 号

出版发行:河南科学技术出版社
地址:郑州市郑东新区祥盛街 27 号　　邮编:450016
电话:(0371)65788613　65788629
网址:www. hnstp. cn
策划编辑: 马艳茹
责任编辑: 邓　为　王俪燕
责任校对: 董静云
封面设计: 中文天地
责任印制: 朱　飞
印　　刷: 三河市腾飞印务有限公司
经　　销: 全国新华书店
开　　本: 850 mm×1168 mm　1/32　印张: 6.875　字数: 120 千字
版　　次: 2018 年 11 月第 2 版　2024 年 6 月第 2 次印刷
定　　价: 58.00 元

主　审　许二平　许东升　高希言

总主编　杨英豪

《亚健康中医疗法》编写人员名单

主　编　潘万旗　何　琦

副主编　吕翠田　田　丰　秦元梅

编　委　许国防　王晓蕊　陈晓辉

施　淼　黄银凤　杨　朴

高　旭

序

健康不是一切,但没有健康就没有一切。在人生长河中,健康具有基础性作用,是工作、生活、事业和家庭的根基。由于现代生活的节奏过快、环境污染、工作压力过大、生活方式不当等多种原因的不利影响,人们的健康稳态被打破,健康受到威胁,处于不健康而又非疾病这一亚健康状态的人群也不断增多。

在应对亚健康状态方面,西医学因该状态的不适表现或诊断指标尚未达到疾病诊断标准,而致无病可诊,无病可治,无药可用。中医疾病概念外延广泛,内涵丰富,以人们的不适症状为主即可明确中医诊断,辨病、辨证、辨症、辨体质而施治,可较好地契合于亚健康状态的调理。同时,中医药有中药、针灸、推拿、理疗等多样治疗手段,有简、便、效、廉等诸多特点,使中医药在调理亚健康方面具有明显优势。

国家高度重视中医药在健康服务方面的作用。2016年2月22日,国务院发布《中医药发展战略规划纲要(2016—2030年)》,纲要中明确指出:“大力发展中医养生保健服务,加快服务体系建设,提升服务能力。”《中华人民共和国中医药法》也规定,“国家发展中医养生保健服务”,“县级以上人民政府应当发展中医药预防、保健服务”。另外,人们对健康越来越重视,对亚健康知识学习与亚健康状态调理的需求也越来越强,呼唤有一套完整介绍中医药调理亚健康的书籍。

河南中医药大学亚健康研究所,顺应大众需求与时代召唤,总结研究所成立几年来的研究成果,并组织河南中医药界在亚健康调理、养生保健方面的有识之士与专家学者,充分挖掘中医药在亚健康状态调理方面沉淀下来的宝贵经验,几经易稿,编写出了本套亚健康著作。本套著作不仅满足了人们的需求,而且填补了我校亚健康专著的空白;不仅是人民群众了解亚健康的通俗读物,而且可以作为中医药院校亚健康课程的教学参考书。

通过阅读本套书籍,可使人们了解亚健康基础知识,熟悉亚健康中医调理原则和常见亚健康状态中医调理方法,提高人们正确防控亚健康的技能,扭转亚健康状态人群罹患疾病趋向,让人们更健康长寿,而无“忠义之人,天不予寿”之叹。

本套亚健康著作付梓之际,特予以简要介绍。书中错漏之处,请读者批评指正。

河南中医药大学校长　许二平

2017 年 7 月于郑州

前　言

亚健康是介于健康和疾病之间的一种状态，其症状表现为活力降低、功能和适应能力减退。现代医学因不能发现或仅能部分发现其阳性指标，尚未发展到符合西医疾病的诊断标准，而致无病可治、无药可用。但在中医学看来，因亚健康状态人群有多种不适症状，四诊合参，已可以以其主症定病名，以其兼症及望、闻、问、切所得信息定证型，属于“已病”范畴，可对亚健康状态进行辨病、辨证论治。因此，亚健康概念的提出，可使人们将治疗疾病的时间前移，提高人们的疾病预防意识。同时，亚健康概念的提出，为中医药创造了一个良好的应用平台，在这个平台上，有近 75% 的广大人群，无现代医学竞争，可尽显中医药的独特魅力。为便于亚健康状态人群的调理，笔者根据亚健康研究，梳理了二十多种亚健康常见的中医病种。

目　录

CONTENTS

第一节　失　眠

一、概念

失眠，又称“不寐”“少寐”“不得眠”，是亚健康状态中的常见症及多发症。失眠以不能获得正常睡眠为特征，主要表现为睡眠时间、深度不足，患者不能消除疲劳及恢复精力与体力，轻者入睡困难，或寐而不酣，时寐时醒，或醒后不能再寐；严重者通宵达旦不能成寐，以致变证丛生，患者十分痛苦。亚健康状态的失眠排除失眠症及相关疾病引起的失眠。

二、病因病机

心藏神，“心者，神之舍也”，失眠的基本病机为心神被扰，病位在心，最终涉及脾、肝、胃、胆等脏腑。

1. 情志所伤

情志不遂，肝气郁结，肝郁化火，邪火扰动心神，心神不安而不寐。或由五志过极，心火内炽，心神扰动而不寐。或由思虑太过，损伤心脾，心血暗耗，神不守舍，脾虚生化乏源，营血亏虚，不能奉养心神，即《类证治裁·不寐》：“思虑伤脾，脾血亏损，经年不寐。”

2. 饮食不节

脾胃受损，宿食停滞，壅遏于中，胃气失和，阳气浮越于外而卧寐不安，如《张氏医通·不得卧》：“脉滑数有力不得卧者，中有宿滞痰火，此为胃不和则卧不安也。”或由过食肥甘厚味，酿生痰热，扰动心神而不眠。或由饮食不节，脾胃受伤，脾失健运，气血生化不足，心血不足，心失所养而失眠。

3. 病后、年迈

久病血虚，产后失血，年迈血少等，引起心血不足，心失所养，心神不安而不寐。正如《景岳全书·不寐》所说："无邪而不寐者，必营气之不足也，营主血，血虚则无以养心，心虚则神不守舍。"

4. 先天禀赋

禀赋不足，心虚胆怯素体阴盛，兼因房劳过度，肾阴耗伤，不能上奉于心，水火不济，心火独亢；或肝肾阴虚，肝阳偏亢，火盛神动，心肾失交而神志不宁。如《景岳全书·不寐》所说："真阴精血不足，阴阳不交，而神有不安其室耳。"亦有因心虚胆怯，暴受惊恐，神魂不安，以致夜不能寐或寐而不酣，如《杂病源流犀烛·不寐多寐源流》所说："有心胆惧怯，触事易惊，梦多不祥，虚烦不寐者。"

综上所述，失眠的病因虽多，但以情志、饮食或气血亏虚等内伤病因居多，由这些病因引起心、肝、胆、脾、胃、肾的气血失和，阴阳失调，其基本病机以心血虚、胆虚、脾虚、肾阴亏虚进而导致心失所养及心火偏亢、肝郁、痰热、胃失和降进而导致心神不安两方面为主。其病位在心，但与肝、胆、脾、胃、肾关系密切。失眠虚证多由心脾两虚、心虚胆怯、阴虚火旺，引起心神失养所致。失眠实证则多由心火炽盛、肝郁化火、痰热内扰，引起心神不安所致。但失眠久病可表现为虚实兼夹，或为瘀血所致，故清代王清任用血府逐瘀汤治疗。

三、中药辨证论治

1. 肝郁化火

症状:不寐,心烦易怒,性情急躁,胸胁疼痛不适,喜叹息,舌红、苔黄,脉弦细数。

治法:疏肝泻火,解郁安神。

方药:丹栀逍遥散合酸枣仁汤加减。

药物组成:牡丹皮、栀子、柴胡各10g,当归12g,白芍15g,炙甘草6g,酸枣仁15g,知母10g,茯苓12g,龙齿(先煎)20g,珍珠母(先煎)30g,合欢皮10g,夜交藤15g。

2. 痰热内扰

症状:失眠,痰多,目眩,心烦口苦,头痛胸闷,舌质红、苔黄腻,脉滑数。

治法:清热化痰,和胃安神。

方药:黄连温胆汤加减。

药物组成:黄连9g,黄芩9g,枳实10g,竹茹15g,法半夏10g,茯苓15g,陈皮20g,炙甘草6g,龙齿(先煎)20g,珍珠母(先煎)30g,酸枣仁10g,夜交藤15g。

3. 阴虚火旺

症状:心烦不寐,心悸不宁,头晕,耳鸣,健忘,腰酸,五心烦热,舌红、苔少,脉细数。

治法:滋阴清热,宁心安神。

方药:黄连阿胶汤合酸枣仁汤加减。亦可用天王补心丹加减。

药物组成:黄连12g,阿胶(烊化兑服)15g,黄芩6g,白芍15g,酸枣仁15g,知母10g,川芎9g,茯苓15g,炙甘草6g,龙齿(先煎)20g,珍珠母(先煎)30g,夜交藤15g。

4. 心脾两虚

症状：多梦易醒，心悸健忘，头晕目眩，体虚神疲，面色少华，舌质淡、苔薄白，脉细弱。

治法：健脾益气，养血安神。

方药：归脾汤加减。

药物组成：党参15g，黄芪30g，白术12g，茯神12g，酸枣仁15g，龙眼肉12g，木香9g，当归12g，远志6g，山药15g，柴胡9g，炙甘草6g，夜交藤12g，大枣9g，龙齿（先煎）20g，珍珠母（先煎）30g。

按语：病后虚烦不寐，形体消瘦，面色晄白，容易疲劳，舌淡，脉细弱，或老年人夜寐早醒而无虚烦之症的，多属气血不足，治宜养血安神，一般用归脾汤。

5. 心虚胆怯

症状：心神不安，终日惕惕，虚烦不得眠，眠后易惊醒，伴见心悸，气短，自汗，胆怯恐惧，遇事易惊，舌质淡苔白，脉弦细。

治法：益气镇惊，安神定志。

方药：安神定志丸加减。

药物组成：党参12g，茯神12g，远志6g，石菖蒲9g，龙齿15g，酸枣仁15g，夜交藤15g，牡蛎（先煎）18g，麦冬12g，龙眼肉12g，黄芪24g，炙甘草3g。

四、药膳

1. 百合粥

来源：《本草纲目》。

组成：百合30g（或干百合粉20g），糯米50g，冰糖适量。

制法用法：将百合剥皮，去须，切碎（或干百合粉

20g)，与洗净的糯米同入砂锅中，加水适量，煮至米烂粥稠，加入冰糖即成。温热服。

功效应用：宁心安神，润肺止咳。适用于热病后期余热未清引起的精神恍惚、心神不安，以及妇女围绝经期综合征等；亦可用于肺燥引起的咳嗽、痰中带血等。

方解：本方所治之证，为余热扰心，或肺燥所致，治宜宁心安神，润肺止咳。方中百合甘平质润，入心肺两经，有养心安神，滋阴清热，润肺止咳之效，为治疗虚烦不眠、心神不宁、低热不退、久咳久喘之要药。糯米甘平，可益气解毒，定心神，除烦渴，适用于各种慢性虚证及热病伤津、心悸、烦热等症，两药相伍，共奏养心润肺之功效。最适用于热病后期余热未清所致的精神恍惚、心神不安，以及妇女围绝经期综合征等的治疗和调养，亦可用于中老年人的滋养保健。

2. 酸枣仁粥

来源：《太平圣惠方》。

组成：酸枣仁 10g，熟地黄 10g，粳米 100g。

制法用法：将酸枣仁置炒锅内，用文火炒至外皮鼓起并呈微黄色，取出，放凉，捣碎，与熟地黄共煎，去渣，取汁待用；将粳米淘洗干净，加水适量，煮至粥稠时，加入药汁，再煮 3 ~ 5 分钟即可食用。温热服。

功效应用：养心安神。适用于心肝血虚引起的心悸、心烦、失眠、多梦等症。

方解：本方所治之症，为心肝血虚所致，治宜宁心安神、养肝补血。方中酸枣仁味甘性平，入心、肝两经，是治疗心肝血虚引起的虚烦不眠、惊悸怔忡、体虚汗出之要药，为本方之主料；熟地黄甘温，益气养血；粳米甘平，补中益气，健脾和胃，利小便，除烦渴，适用于各种慢性虚证及热病伤津导致的心悸、烦热等症。三药相伍，质柔性平，作用和缓，且制作工艺简单，食用方便，适用于心肝血虚引起的心神不安、惊悸怔忡、失眠多梦等症的治疗和调养，亦可用于中老年人的养生保健，久服可益寿延年。

3. 甘麦大枣汤

来源：《金匮要略》。

组成：甘草 20g，小麦 100g，大枣 10 枚。

制法用法：将甘草放入砂锅内，加入清水 500g，大火烧开，小火煎至汤液剩 200g，去渣，取汁，备用；将大枣洗净，去杂质，同小麦一起放入锅内，加水适量，用慢火煮至麦熟时，加入甘草汁，再次煮沸后即可食用。空腹温热服。

功效应用：养心安神，和中缓急。适用于心虚、肝郁引起的心神不宁，精神恍惚，失眠等。

方解：本方所治之证，为心失所养，神不守舍所致，治宜养心安神。方中旨选甘草，甘缓养心以缓急迫；辅以小麦，微寒以养心宁神；大枣甘温，可养血安神，补益脾气，缓肝急并治心虚。三药相伍，具有甘缓滋补，宁心安神，柔肝缓急之效。

使用注意：本品略有助湿生热之弊，故伴有湿盛脘腹胀满，以及痰热咳嗽者忌服。

4. 磁石粥

来源：《寿亲养老新书》。

组成：磁石 30g，粳米 100g，生姜、大葱各适量（或加猪腰子，去内膜，洗净切细）。

制法用法：先将磁石捣碎，入砂锅内煎煮 1 小时，滤汁去渣，再加入粳米（或加少量猪腰子）、生姜、大葱，同煮为粥。供晚餐，温热服。

功效应用：重镇安神。适用于心神不安引起的心烦失眠，心慌，惊悸，心神不宁，头晕头痛等症。

方解：本方所治之证，为心神不安所致，治宜镇惊安神。方中磁石潜阳纳气，镇惊安神，是治疗各种心神不宁、心悸、失眠之要药。糯米甘平，可益心气，定心神，除烦热，适用于各种慢性虚证心悸、心烦、多梦、失眠等症。两者相伍，共奏镇惊安神之功效。

使用注意：磁石为磁铁矿的矿石，内服后不易消化，故不可多服。脾胃虚弱者慎用。

五、针刺疗法

应用针刺配合背俞穴拔火罐。针刺主穴：四神聪、后顶、神门、膻中、天枢，毫针点刺舌面，使之出血，配合拔火罐，虚证在背俞穴上拔罐，实证在背俞穴上走罐，取五脏俞。针刺穴位补虚泻实。拔罐留罐 10～15 分钟。

六、穴位贴敷

中药：远志、合欢花、夜交藤、珍珠母、黄连、女贞子各等份研末，取 4g 药物，加蜂蜜少许调匀成膏状。

穴位：双侧三阴交、涌泉、照海、内关、神阙。每晚睡前热水沐浴后贴于所选穴位，次日清晨取下。6 日为 1 个疗程。

七、拔罐法

见针刺疗法。

八、按摩疗法

步骤:

(1)镇静安神:取仰卧位,医者用一指禅推法从印堂穴向上推至神庭穴,再从印堂向两侧眉弓推至太阳穴,往返5~6遍。然后从印堂穴开始沿眼眶周围治疗,往返3~4遍。用拇指分推法分推前额约3分钟,即拇指梳头两侧,指按印堂、攒竹、睛明、鱼腰、太阳、神庭、角孙、百会、安眠穴,每穴1~2分钟。

(2)调理脏腑:用掌摩法摩腹5分钟,然后双手自胁下至耻骨联合从中间向两边分推3~5次。

(3)背部理气:取俯卧位,医者用揉法作用于背部2~3分钟,拿肩井1分钟。用掌推法从背部沿脊柱自上而下推至腰骶部,反复3~4遍。

九、气功疗法

口诀:第一首,百念皆空,全身放松;深吸一口,送到胸中;再换一口,引入脐中;丹田气动,益智去病。第二首,百念皆空,全身放松;深吸一口,直送脐中;丹田气充,百脉气动;亦拳亦舞,身轻神旺。第三首,百念皆空,全身放松;深吸一口,闭气脐孔;精神焕发,身体放松;延年强身,乐在其中。

第一首口诀中"深吸一口,送到胸中。再换一口,引入脐中"说的是:深吸一口空气,用鼻呼气时想象这股气从鼻内流到喉,流到胸中的膻中穴储存起来。再吸一口空气,用鼻呼气时,用意念把胸中的气直送入脐中即丹田。开始锻炼后的3~15日,处于胸腹中线的任脉的某一部分或全线可能出现热的感觉。第二首口诀讲的是：经过第一阶段的呼吸锻炼后，不论吸或呼都基本上做到细、慢、轻、长后，呼气时想象气循着胸腹中线的任脉下沉到脐中，无须再在胸中停留了。“丹田气充，百脉气动。亦拳亦舞，身轻神旺”说的是：不断地呼吸锻炼使丹田中的真气不断储蓄，逐步充足起来，就会“静极生动”。第三首口诀讲的是：通过第一、二阶段的锻炼后，呼吸不但达到细、匀、长、深，而且能在气到达脐中丹田后闭住气，稍停呼吸，闭气可以几秒钟，也可以几分钟，各人量力而行，不可勉强。

十、预防保健

(1)不要总熬夜，晚上 11 点至凌晨 3 点是肝胆的最佳排毒时间，需熟睡，早睡早起对身体最好，要养成一个良好的睡眠习惯。

(2)睡前不要喝咖啡、浓茶等，这些物质对入眠有一定的负面影响，可以喝些牛奶、淡淡的绿茶。

(3)失眠会导致黑眼圈，建议睡前在眼周涂些维生素，不仅可以淡化黑眼圈，还能减少眼周细纹，预防鱼尾纹。

(4)经常食用红枣、薏米、玉米、小米等补气血的食物煮的粥或者糖水，因为总失眠会让人气血不足。

(5)睡前可以把手叠放在小腹上，采用腹式呼吸，把注意力转移到小腹，可以配合默念数数，能够让人很快地入睡，而且还有瘦腹的功效。

(6)睡前可以用微烫的热水泡泡脚，至额头有些小虚汗为佳，也可用运动按摩轮或镂空的磨脚石搓一搓，促进血液循环，改善睡眠质量。

十一、文献摘要

《素问·邪客篇》黄帝问于伯高曰："夫邪气之客人也，或令人目不瞑不卧出者，何气使然？"伯高曰："五谷入于胃也，其糟粕、津液、宗气分为三隧，故宗气积于胸中，出于喉咙，以贯心脉，而行呼吸焉。营气者，泌其津液，注之于脉，化以为血，以荣四末，内注五脏六腑，以应刻数焉。卫气者，出其悍气之慓疾，而先行于四末、分肉、皮肤之间，而不休者也。昼行于阳，夜行于阴，常从足少阴之分间，行于五脏六腑。今厥气客于五脏六腑，则卫气独卫其外，行于阳，不得入于阴。行于阳则阳气盛，阳气盛则阳跷陷；不得入于阴，阴虚，故目不瞑。"黄帝曰："善。治之奈何？"伯高曰："补其不足，泻其有余，调其虚实，以通其道而去其邪，饮以半夏汤一剂，阴阳已调，其卧立至。"

《素问·大惑论》帝曰："病不得卧者，何气使然？"岐伯曰："卫气不得入于阴，常留于阳。留于阳则阳气满，阳气满则阳跷脉盛，不得入于阴则阴气虚，故目不得瞑矣。"帝曰："病目而不得视者，何气使然？"岐伯曰："卫气留于阴，不得行于阳。留于阴则阴气盛，阴气盛则阴跷满，不得入于阳则阳气虚，故目闭矣。"帝曰："人之多卧者，何气使然？"岐伯曰："此人肠胃大而皮肤湿，而分肉不解焉。肠胃大则卫气留久，皮肤湿则分肉不解，其行迟。夫卫气者，昼日常行于阳，夜行于阴，故阳气尽则卧，阴气尽则寤。故肠胃大，则卫气行留久；皮肤湿，分肉不解，则行迟，留于阴也久，其气不清，则欲瞑，故多卧矣。其肠胃小，皮肤滑以缓，分肉解利，卫气之留于阳也久，故少瞑焉。”帝曰：“其非常经也，卒然多卧者，何气使然？”岐伯曰：“邪气留于上焦，上焦闭而不通，已食若饮汤，卫气留久于阴而不行，故卒然多卧焉。”帝曰：“善。治此诸邪奈何？”岐伯曰：“先其脏腑，诛其小过，后调其气，盛者泻之，虚者补之，必先明知其形志之苦乐，定乃取之。”

《素问·口问篇》帝曰：“人之欠者，何气使然？”岐伯曰：“卫气昼日行于阳，夜半则行于阴，阴者主夜，夜者卧。阳者主上，阴者主下，故阴气积于下，阳气未尽，阳引而上，阴引而下，阴阳相引，故数欠。阳气尽，阴气盛，则目瞑，阴气尽而阳气盛，则寤矣。泻足少阴，补足太阳。”

《素问·寒热病篇》：“阴跷、阳跷，阴阳相交，阳入阴，阴出阳，交于目眦，阳气盛则目，阴气盛则瞑目。”

《素问·卫气行篇》：“平旦阴尽，阳气出于目，目张则气上行于头，夜行于阴，则复合于目，故为一周。”

《素问·营卫生会篇》：“夜半为阴陇，夜半后而为阴衰，平旦阴尽而阳受气矣。日中为阳陇，日西而阳衰，日入阳尽而阴受气矣。夜半而大会，万民皆卧，命曰合阴，平旦阴尽而阳受气，如是无已，与天地同纪。帝曰：老人之不夜瞑者，何气使然？少壮之人不昼瞑者，何气使然？岐伯曰：壮者之气血盛，则肌肉滑，气道通，营卫之行不失其常，故昼精而夜瞑。老者之气血衰，其肌肉枯，气道涩，五脏之气相搏，其营气衰少而卫气内伐，故昼不精，夜不瞑。”

《素问·水热穴论》：“故水病下为胕大腹，上为喘呼，不得卧者，标本俱病。”

《素问·评热病论》：“不能正偃者，胃中不和也。正偃则咳甚，上迫肺也。诸水病者，故不得卧，卧则惊，惊则咳甚也。”

《素问·太阴阳明论》:“犯贼风虚邪者,阳受之;饮食不节,起居不时者,阴受之。阳受之则入六腑,阴受之则入五脏。入六腑则身热不时卧,上为喘呼;入五脏则满闭塞,下为飧泄,久为肠。”

《素问·逆调论》:“不得卧而息有音者,是阳明之逆也,足三阳者下行,今逆而上行,故息有音也。阳明者,胃脉也,胃者六腑之海,其气亦下行,阳明逆不得从其道,故不得卧也。下经曰:胃不和则卧不安。此之谓也。夫不得卧,卧则喘者,是水气之客也。夫水者,循津液而流也,肾者水脏,主津液,主卧与喘也。帝曰:人之不得偃卧者何也?岐伯曰:肺者,脏之盖也,肺气盛则脉大,脉大则不得偃卧。”

《医学心悟·不得眠》问曰:不得眠,何以是阳明腑证?答曰:不得眠,阴阳皆有之,其狂乱不得眠者,阳明胃热故也。经云:胃不和,则卧不安。胃受热邪,故不和,不和故不眠也。若初时目痛、鼻干、不得眠者,阳明经病也,葛根汤主之。若蒸热自汗,燥渴脉洪,不得眠者,阳明经腑同病,散漫之热也,白虎加入参汤主之。若潮热自汗,便闭谵语,不得眠者,阳明腑病,结聚之热也,调胃承气汤下之。若伤寒邪气已解,或因食复,遂至烦闷、干呕、口燥、呻吟、不得眠者,以保和汤加芩、连主之。又问曰:不眠固属热证,有投寒药转甚者,何也?答曰:因汗下重亡津液,心蕴虚烦,致不得眠,宜用酸枣仁汤,或真武汤主之。不眠似属寻常,若少阴脉沉细,自利、厥逆、烦躁不得眠者,为难治也。

《景岳全书·不寐》:“无邪而不寐者,必营气之不足也，营主血，血虚则无以养心，心虚则神不守舍。”

十二、医案举例

杨某，女，36岁，郑州管城区，中学教师（行政）。主诉：失眠1年余。患者去年因伺候住院的母亲3个月，出现失眠症状。现入睡困难，经常服安眠药1片才可入睡，不服则难以入睡，易醒，醒后难入睡，心烦，口不渴，纳可，二便调，月经正常，舌红、苔薄黄，脉细。

方药：天王补心丹加减。

药物组成：当归10g，生地黄10g，熟地黄10g，麦冬15g，天冬10g，炒枣仁15g，柏子仁6g，玄参15g，党参10g，丹参15g，茯神10g，五味子10g，生百合15g，朱砂（吞服）0.2g，小麦30g，生甘草6g，共15剂。

按：《素问·宣明五脏论》曰：“五脏所藏，心藏神，肺藏魄，肝藏魂，脾藏意，肾藏志，是谓五脏所藏。”失眠之病，治疗时需围绕心神入手。心神出入自如而有所藏养，自能寤寐随心。一旦失于濡养或受邪所扰，则心神不得收藏濡养而难寐。本例患者入睡困难，经常服安眠药1片才可入睡，不服则难以入睡，易醒，醒后难入睡，乃心之阴血不足，心失所养所致；心烦为阴血亏虚生热，虚火扰心所致，舌红、苔薄黄，脉细也均支持心之阴血亏虚，虚热内扰之病机。故用天王补心丹加减治之，滋阴养血，清心安神。加生百合、小麦、生甘草增强其养血安神清心之功，法取甘麦大枣汤。

第二节　头　晕

一、概念

头晕即患者自感头部眩晕，轻者闭目自止，重者视物旋转，不能站定。多数患者描述为“整天昏昏沉沉、脑子不清、注意力不集中”，少数患者能明确说出与情绪不好、胡思乱想有关。亚健康性头晕需排除高血压、低血压、冠心病、颈椎病、鼻窦炎、中耳炎等全身性疾病或局部病变及精神疾病等疾患。

二、病因病机

头为清阳之窍，气血亏虚、肾精不足致脑髓空虚，清窍失养，或肝阳上亢、痰浊壅遏、瘀血阻窍而扰动清窍皆可发生头晕。本病病位在清窍，与肝、脾、肾三脏关系密切。

1. 肝阳上亢

素体阳盛，加之恼怒过度，肝阳上亢，阳升风动，发为头晕；或因长期忧郁恼怒，气郁化火，使肝阴暗耗，肝阳上亢，阳升风动，上扰清窍，发为头晕。或肾阴素亏，肝失所养，以致肝阴不足，阴不制阳，肝阳上亢，发为头晕。

2. 痰湿中阻

脾主运化水谷，又是生痰之源。若嗜食肥甘，饥饱无常，或思虑劳倦，伤及于脾，使脾失健运，水谷不能化为精微，聚湿生痰，痰浊中阻，清阳不升，浊气不降，蒙闭清窍，发为头晕；若痰浊郁而化火，痰火上犯清窍，也可致头晕加重。

3. 瘀血内阻

跌仆坠损，头脑外伤；或气滞血瘀，或气虚血瘀，导致络道不通，气血不能上荣于头目，脑失所养，故头晕时作。

4. 气血亏虚

久病不愈，耗伤气血，或失血之后，虚而不复，或思虑劳倦，使脾胃虚弱而气血生化乏源，以致气血两虚，气虚则清阳不展，血虚则脑失充养，皆能导致头晕。

5. 肾精不足

肾为先天之本，藏精生髓，若先天不足，肾精不充，或年老肾亏，或久病伤肾，或房劳过度，导致肾精亏虚，不能生髓，而脑为髓之海，髓海不足，上下俱虚，而发生头晕。

头晕的病因以虚者居多，故张景岳谓"虚者居其八九"，如肝肾阴虚、肝风内动，气血亏虚、清窍失养，肾精亏虚、脑髓失充。头晕实证多由痰浊阻遏，升降失常，痰火气逆，上犯清窍，瘀血停着，痹阻清窍而成。头晕在发病过程中，各种病因病机，可以相互影响，相互转化，形成虚实夹杂；或阴损及阳，阴阳两虚。肝风、痰火上扰清窍，进一步发展可上蒙清窍，阻滞经络，而形成中风；或突发气机逆乱，清窍暂闭或失养，而引起晕厥。

三、中药辨证论治

1. 肝阳上亢

症状：头晕耳鸣，头痛且胀，面时潮红，急躁易怒，少寐多梦，口苦，舌质红，苔黄，脉弦。每因烦劳或恼怒而症状加剧。

治法：平肝潜阳，滋养肝肾。

方药:天麻钩藤饮加减。

药物组成:天麻 10g,钩藤(后下)12g,石决明(先煎)18g,栀子 9g,黄芩 9g,川牛膝 12g,杜仲 9g,益母草 9g,桑寄生 9g,夜交藤 9g,茯神 9g,菊花(后下)9g,生龙骨、生牡蛎(先煎)各 20g,珍珠母(先煎)30g。

2. 气血亏虚

症状:头晕动则加剧,劳累即发,面色萎黄,唇甲不华,发色不泽,心悸少寐,神疲懒言,饮食减少,舌质淡,脉细弱。

治法:益气健脾,补血养肝,养心安神。

方药:归脾汤加减。

药物组成:白术 9g,当归 9g,茯神 9g,黄芪 12g,远志 6g,龙眼肉 12g,酸枣仁 12g,人参 6g,木香 6g,砂仁(后下)3g,炙甘草 3g,生姜 6g,大枣 3 枚。

3. 肾精亏虚

症状:头晕而见精神萎靡,少寐多梦,健忘、腰膝酸软,遗精、耳鸣。偏阴虚者,五心烦热,舌质红,脉弦细数;偏阳虚者,四肢不温,形寒怯冷,舌质淡,脉沉细无力。

治法:偏阴虚者以补肾滋阴为主,偏阳虚者宜补肾助阳。

方药:偏阴虚者用左归丸加减,偏阳虚者宜右归丸加减。

药物组成:左归丸加减:熟地黄 24g,炒山药 12g,枸杞子 12g,山萸肉 12g,川牛膝(酒洗,蒸熟)9g,菟丝子 12g,鹿角胶(敲碎炒珠)12g,龟板胶(切碎,炒珠)12g,炙鳖甲(先煎)12g。

右归丸加减:熟地黄 24g,炒山药 12g,山茱萸(微炒)

9g,枸杞子(微炒)9g,菟丝子(制)12g,鹿角胶(炒珠)12g,杜仲(姜汁炒)12g,肉桂(后下)6g,当归9g,制附子(先煎)6g。

4. 痰湿中阻

症状:眩晕,头重如蒙,胸闷恶心,食少多寐,苔腻,脉濡滑。

治法:燥湿健脾,行气开痰。

方药:半夏白术天麻汤加减。

药物组成:清半夏9g,天麻6g,茯苓6g,橘红6g,白术15g,砂仁(后下)3g,白蔻仁(后下)3g,炙甘草3g。

5. 瘀血内阻

症状:眩晕,头部刺痛,失眠,舌淡紫暗,或有瘀斑、苔薄黄,脉涩。

治法:活血祛瘀。

方药:桃红四物汤或通窍活血汤加减。

药物组成:赤芍3g,川芎3g,桃仁(研泥)9g,大枣(去核)7个,红花9g,老葱(切碎)3根,鲜姜(切碎)9g,麝香(冲服)0.15g。

四、药膳

1. 参枣米饭

来源:《醒园录》。

组成:党参15g,糯米250g,大枣30g,白糖50g。

制法用法:先将党参、大枣煎取药汁备用,再将糯米淘净,置瓷碗中加水适量,煮熟,扣于盘中,然后将煮好的党参、大枣摆在饭上,最后加白糖于药汁内,煎成浓汁,浇在枣饭上即成。空腹食用。

功效应用:补中益气,养血宁神。适用于气血虚弱所致头晕、面色萎黄、心悸、失眠、水肿等症。

方解:本方所治之证,为脾气虚弱,气血生化不足所致,治以补益脾气,养血宁神。方中党参性味甘平,入脾、肺经,为补中益气,养血生津之佳品,尤为补中益气之要药,大枣补中益气,养血安神,缓和药性。党参与大枣合用,补中益气,并有养血的作用,可治脾气虚弱和气虚血弱等证。糯米具有补脾益气之功,其质黏柔,富于滋养,并可治脾虚泄泻。白糖性味甘平,入脾经,具有润肺生津,补益中气之功。党参、大枣、糯米、白糖合用,共奏益气补脾,养血安神之效。本方香甜可口,为家庭良膳。

使用注意:本方甘温壅中,糯米黏滞难化,故脾为湿困,中气壅滞,脾失健运者不宜服。

2. 桑寄生茶

组成:桑寄生 30g,夏枯草 15g。

制法用法:煎煮 15 分钟后饮用,每日早、晚各一次。

功效应用:养肾补肝,适用于神经亏损之眩晕者。

3. 芹菜红枣汤

来源:《家庭食疗手册》。

组成:芹菜 200 ~ 500g,红枣 60 ~ 120g。

制法用法:将芹菜全株洗净(不去根叶),切成寸许长短,与洗净的红枣一同放入锅中,加水适量煮汤,分次饮用。

功效应用:平肝清肝,养血宁心。适用于肝阳上亢,心血不足所致的头痛头晕,失眠烦躁,惊悸怔忡,食少等症。

方解:本方所治之证,为阳亢有余,心血不足所致;治宜平肝阳之有余，补心血之不足。芹菜性味甘苦而凉，气浓芳香，后世多用以平肝热，清头目，利小便，是肝阳眩晕患者理想的保健食品，故本方用之为主料。红枣功善补脾益气，养血安神，《素问》即称“枣为脾之果，为脾经血分药也”。不仅能抑上亢之肝阳，清利头目；而且能健脾补心生血，宁心安神；同时增强和中健胃的效果，缓和芹菜的凉性，以免损伤脾胃。红枣与芹菜配伍，温凉相配，甘苦相合，性味平和，对肝阳上亢头晕头痛而兼气血不足，心神不宁者，最为适宜。两者相配，既可治病，亦可强身，不仅为治疗阳亢血虚的有效佳配，更具有健身益寿的作用。

4. 山药芡薏粥

来源：《寿世保元》。

组成：鲜山药100g，薏苡仁30g，芡实15g。

制法用法：将山药去皮，切成细条，然后把薏苡仁、芡实放入锅中，加入清水1kg，用大火煮开后，改用小火煮20分钟，即可。

功效应用：健脾化湿，适用于痰浊中阻之眩晕者。

方解：山药芡实性味甘、涩、平，有补脾止泻，益肾固精，祛湿止带等功。薏米性凉、味甘淡，有健脾渗湿之功。适合困倦疲乏、身重无力、肌肉松软属于痰湿体质的眩晕患者选用。

5. 菊花绿茶饮

来源：《药膳食谱集锦》。

组成：菊花3g，槐花3g，绿茶3g。

制法用法：将以上三者放入瓷杯中，用沸水冲泡，密闭浸泡5～10分钟，频频饮用。

功效应用:平肝清热,定眩止痛。适用于肝阳上亢所致的头痛目胀,眩晕耳鸣,心中烦热,口苦易怒,小便短黄等症;对温病初起或疔痈火毒亦有良好作用。

方解:本方所治之证,为肝阳、肝火所致,治宜平肝清热。方中菊花性味辛甘微苦,入肺、肝、胃经,甘而不腻,苦而不燥,可升可降,升则宣扬疏泄而达于颠顶,清头目,止疼痛,降则收摄虚阳而归于肝肾,抑木气,潜肝阳,故具清肝火、息内风之能,为历代医家治疗肝阳上亢、肝火上炎之要药,故本膳用之为主。槐花味苦微寒,入肝、大肠经,其体轻气薄,性主下行,善清上泄下,以清泻肝经实火,凉血坚阴见长,为泻火凉血之佳品,槐花与清肝风明目的菊花配伍,特别适用于肝火、肝阳上逆的头晕头痛患者。绿茶性凉味甘苦,上可清头目,中能消食滞,下则利二便。方中3味皆为平肝、清肝、清利头目之佳品,合而用之,既保持茶之风味,且平肝潜阳之力亦强,又便于长期服用,确为平肝、清肝之药膳良方。

使用注意:本方味苦性偏寒,脾胃虚寒,食少腹胀,大便溏泄者慎用。

五、针刺疗法

肝阳上亢型:风池、肝俞、行间、肾俞。毫针刺,肾俞用补法,其余穴用泻法。每日1次,留针30分钟,10次为1个疗程。痰湿中阻型:头维、内关、中脘、丰隆、阳陵泉。毫针刺,内关、中脘平补平泻,其余穴用泻法。每日1次,留针30分钟,10次为1个疗程。肾经亏损型:百会、悬钟、肾俞、太溪。毫针刺,均用补法。每日1次,留针30分钟,10次为1个疗程。此型可配合艾灸百会。

六、穴位贴敷

(1)法半夏、茯苓各10g,研为细末,加清水适量调为稀糊状,外敷于肚脐孔处,敷料包扎,胶布固定,每日换药1次,连续3~5日。或取黄芪、五味子各10g,研为细末,加清水适量调为稀糊状,外敷于肚脐孔处,敷料包扎,胶布固定,每日换药1次,连续3~5日。

(2)蓖麻子、生半夏各等量,共捣烂成膏状,外敷于百会穴处,敷料包扎,胶布固定,每日换药1次,连续2~3日。

(3)吴茱萸20g,肉桂2g,共研细末,米醋调匀,捏成饼状,于睡前贴敷于双足心涌泉穴,外以青菜叶或树叶包扎,纱布、胶布固定,次日凌晨取下,连续3~5次。

七、拔罐法

肝阳上亢:肝俞、胆俞、阳陵泉、大椎、太阳穴。患者取坐位,先用小口径火罐以闪火法吸拔太阳穴,再选用中口径玻璃罐吸拔其余穴位。每次10分钟,每日1次。

气血亏虚:气海、心俞、脾俞、胃俞、膈俞。患者取坐位,选用中口径火罐吸拔诸穴。每次10分钟,每日1次。

痰浊中阻:肺俞、脾俞、中脘、丰隆、阴陵泉。患者取坐位,选用中口径火罐吸拔诸穴。每次10分钟,每日1次。

肾精不足:肾俞、脾俞、胃俞、天柱、三阴交。患者取坐位,选用中口径火罐吸拔诸穴。每次10分钟,每日1次。

八、按摩疗法

(1)实证:取仰卧位,医者以一指禅推法从印堂推至神庭,再至太阳。然后用一指禅偏锋推法沿眼眶周围行“8”字推法。反复3~4遍。再取坐位,拿患者头部五经,扫手少阳经,约5分钟。拿风池、颈项部约3分钟。

(2)虚证:取仰卧位,医者以一指禅推法从印堂推至神庭,再至太阳。然后用一指禅偏锋推法沿眼眶周围行“8”字推法。反复3~4遍。再取坐位,按揉印堂、神庭、百会、角孙穴,手法要轻柔。再取俯卧和仰卧位,按揉肾俞、肝俞、关元、气海,每穴1分钟。

九、预防保健

(1)在饮食方面,患者应该多吃清淡的食物,少吃高脂肪、含盐量过高、甜食或非常油腻的食物,戒烟少酒。切忌少吃生冷瓜果食物,以免生痰助湿。例如,冬瓜、萝卜、玉米、小米、荷叶粥、黑木耳、茄子、豌豆苗、西红柿、莴笋、豆油、茶、鲤鱼、海蜇以及豆类、豆制品等。

(2)保持良好的心态与愉悦乐观的心情是预防疾病的关键步骤。

(3)保证充足的睡眠和休息,尽量保证卧室与整个屋子处于安静的环境中,不要有嘈杂的声音。

(4)保持室内空气的新鲜与流通,经常开窗透气。在适宜的气候下,经常去室外比较幽静的地方散步,多呼吸新鲜空气。少去拥挤及空气污染大、不流通的地方。

(5)平时在工作与生活中不要过于忧虑,不要给自己很重的心理压力,多参加一些简单的娱乐活动,以此转移注意力。

(6)要进行饮食调养。头晕症患者的饮食应以富有营养和新鲜清淡为原则。要多食蛋类、瘦肉、青菜及水果。忌食肥甘辛辣之物,如肥肉、油炸物、酒类、辣椒等。营养丰厚的食物,可补充身体之虚,使气血旺盛,脑髓充实。对因贫血、白细胞减少症或慢性消耗性疾病所引起的头晕症,尤应以营养调理为主。肥甘辛辣之品,能生痰助火,会使头晕加重。

(7)要进行精神调养。头晕症患者的精神调养也是不容忽视的。忧郁恼怒等精神刺激可致肝阳上亢或肝风内动,而诱发头晕。因此,头晕症患者应胸怀宽广,精神乐观,心情舒畅,情绪稳定,这对预防头晕症发作和减轻发作次数十分重要。

(8)要注意休息起居。过度疲劳或睡眠不足为头晕症的诱发因素之一。不论头晕发作时或发作后都应注意休息。在头晕症急性发作期应卧床休息,卧床时症状可减轻。卧床休息还能防止因晕倒而造成的身体伤害。头晕症患者保证充足的睡眠甚为重要。在充足睡眠后,其症状可减轻或消失。再者,头晕症患者应尽量避免头颈左右前后的转动。

十、文献摘要

《灵枢·口问篇》:“上气不足,脑为之不满,耳为之苦鸣,头为之苦倾,目为之眩。”

《灵枢·卫气篇》:“下虚则厥,下盛则热,上虚则眩,上盛则热痛。”

《灵枢·海论》:“髓海有余,则轻劲多力,自过其度;

髓海不足,则脑转耳鸣,胫酸眩冒,目无所见,懈怠安卧。”

《素问·五藏生成篇》:“徇蒙招尤,目冥耳聋,下实上虚,过在足少阳、厥阴,甚则入肝。”

《素问·脉要精微论》:“浮而散者,为眴仆。”

《素问·决气篇》:“精脱者耳聋,气脱者目不明。”

《素问·厥论》:“巨阳之厥,则肿首头重,足不能行,发为仆。”

《素问·经脉篇》:“督脉实则脊强,虚则头重,高摇之。五阴气俱绝,则目系转,转则目运;目运者,为志先死;志先死,则远一日半死矣。”

《素问·至真要大论》:“诸风掉眩,皆属于肝。太阳司天,民病善悲,时眩仆。太阳之复,头痛,善悲,时眩仆,食减。”

《素问·气交变大论》:“岁木太过,风气流行,脾土受邪,民病飧泄食减,甚则忽忽善怒,眩冒巅疾。”

《素问·六元正纪大论》:“木郁之发,甚者耳鸣、眩转,目不识人,善暴僵仆。”

《类证治裁·眩晕》:“或由高年肾液已衰,水不涵木,以至目昏耳鸣,震眩不定。”

十一、医案举例

王某,女,46岁,2013年8月6日初诊。患者主诉头晕2周余,西医诊断未发现异常,寻求中医治疗。现症:头晕,头脑不清醒,纳差,无耳鸣,恶心。舌质淡、有齿痕、苔白腻,脉滑。中医诊断为头晕,痰浊上蒙,给予半夏白术天麻汤加减治疗:半夏12g,炒白术12g,天麻12g,化橘红12g,茯苓15g,党参12g,砂仁(后下)6g,山药12g,大枣

6 个，生龙齿（先煎）30g，炙甘草 10g，石菖蒲 12g。服用上方 7 剂后头晕减轻，头脑较前清醒，上方继服。后经随访至今，头晕一直未发作。

按：《丹溪心法·头眩》曰："头眩，痰挟气虚并火，治痰为主，挟补气药及降火药。无痰则不作眩，痰因火动，又有湿痰者，有火痰者。"半夏白术天麻汤为治风痰之头晕、头痛之常用方。方中，以半夏燥湿化痰，降逆止呕；以天麻化痰息风，而止头眩，二者合用，为治风痰头晕头痛之要药。李杲云："足太阴痰厥头痛，非半夏不能疗，眼黑头眩，风虚内作，非天麻不能除。"故本方以此二味为君药。臣以白术健脾燥湿，与半夏、天麻配伍，祛湿化痰，止眩之功益佳。佐以茯苓健脾渗湿浊，与白术相合，尤为治痰之本；陈皮理气化痰，姜枣调和脾胃，佐以甘草调和药性。本案患者舌有齿痕，纳差，故在原方基础上加入砂仁、山药健脾化湿益气之品，使中焦得运，则痰湿自除。加入石菖蒲化痰湿、开窍，生龙齿平肝息风，诸药合用，如矢中的。

第三节 头 痛

一、概念

头痛，又称为厥头痛、真头痛、偏头痛、脑痛、眉棱骨痛、头疼、头风、首风、脑风、大头风、雷头风等，是以头部疼痛为主要表现的一种主观感觉。不论六淫外侵、七情内伤、脏腑虚损或经络郁塞等，皆可引起头痛。亚健康状态的头痛应排除如颅内疾病、五官疾病、心血管疾患及各种急性感染病等。

二、病因病机

头为神明之府，“诸阳之会”“脑为髓海”，五脏精华之血，六腑清阳之气皆能上注于头，即头与五脏六腑之阴精、阳气密切相关，凡能影响脏腑之精血、阳气的因素皆可成为头痛的病因。

1. 感受外邪

多因起居不慎，坐卧当风，感受风寒湿热等外邪上犯于头，清阳之气受阻，气血不畅，阻遏络道而发为头痛。外邪中以风邪为主，因风为阳邪，“伤于风者，上先受之”“巅高之上，唯风可到”。但“风为百病之长”、六淫之首，常挟寒、湿、热邪上袭。外邪所致头痛，其病机如《医碥·头痛》所说：“六淫外邪，惟风寒湿三者最能郁遏阳气，火暑燥三者皆属热，受其热则汗泄，非有风寒湿袭之，不为害也。然热甚亦气壅脉满，而为痛矣。”

2. 情志郁怒

长期精神紧张忧郁，肝气郁结，肝失疏泄，络脉失于条达拘急而头痛;或平素性情暴逆,恼怒太过,气郁化火,日久肝阴被耗,肝阳失敛而上亢,气壅脉满,清阳受扰而头痛。

3. 饮食不节

素嗜肥甘厚味,暴饮暴食,或劳伤脾胃,以致脾阳不振,脾不能运化转输水津,聚而痰湿内生,以致清阳不升,浊阴下降,清窍为痰湿所蒙;或痰阻脑脉,痰瘀痹阻,气血不畅,均可致脑失清阳、精血之充,脉络失养而痛。如丹溪所言"头痛多主于痰"。饮食伤脾,气血化生不足,气血不足以充营脑海,亦为头痛之病因病机。

4. 内伤不足

先天禀赋不足,或劳欲伤肾,阴精耗损,或年老气血衰败,或久病不愈,产后、失血之后,营血亏损,气血不能上营于脑,髓海不充则可致头痛。

此外,外伤跌仆,或久病入络则络行不畅,血瘀气滞,脉络失养而易致头痛。

头痛病位虽在头,但与肝、脾、肾密切相关。风、火、痰、瘀、虚为致病之主要因素。邪阻脉络,清窍不利;精血不足,脑失所养,为头痛之基本病机。

三、中药辨证论治

1. 寒邪侵犯

症状:巅顶作痛,干呕,吐涎沫,甚则四肢厥冷,苔白,脉弦。

治法:温肝暖胃,降逆止痛。

方药:吴茱萸汤加减。

药物组成:吴茱萸6g,人参9g,大枣4枚,清半夏9g,

生姜18g，川芎9g，藁本9g。

2. 风热头痛

症状：头痛头胀，其痛剧烈，面目热赤，口渴欲饮，溺赤，发热或恶风，大便不畅或便秘，舌红、苔黄，脉浮数。

治法：清散风热。

方药：芎芷石膏汤加减。

药物组成：川芎12g，白芷9g，石膏（先煎）30g，菊花（后下）6g，薄荷（后下）6g，羌活9g，栀子9g，黄芩6g。

3. 风湿头痛

症状：头痛如裹，肢体酸楚沉重，胸闷，乏力，食少，大便溏，小便少，舌淡、苔白腻，脉濡。

治法：祛风胜湿。

方药：羌活胜湿汤加减。

药物组成：羌活9g，独活9g，藁本6g，防风6g，川芎6g，蔓荆子6g，炙甘草3g。

4. 肝阳上亢

症状：头痛而眩，两侧尤重，心烦急躁，善怒，夜寐不安，面赤口苦或兼胁痛，舌质红、中心苔黄，脉弦有力。

治法：平肝潜阳，息风止痛。

方药：天麻钩藤饮加减。

药物组成：天麻10g，钩藤（后下）12g，石决明（先煎）18g，栀子9g，黄芩9g，川牛膝12g，杜仲9g，益母草9g，桑寄生9g，夜交藤9g，茯神9g，菊花（后下）9g，生龙骨、生牡蛎（先煎）各20g，郁金9g，夏枯草9g。

5. 血虚头痛

症状：头晕而痛，过于用脑即加重，常伴有心悸，怔忡，面色少华，舌质淡红、无苔，脉沉细。

治法：养血止痛。

方药：四物汤加味。

药物组成：熟地黄10g，白芍10g，当归15g，川芎10g，菊花（后下）6g，蔓荆子9g。

6. 痰浊头痛

症状：头痛昏蒙而重，恶心呕吐痰涎，胸脘满闷，食少自饱，口不渴，舌质淡，有齿痕，苔白滑而腻，脉弦略滑。

治法：化痰降逆。

方药：半夏白术天麻汤加减。

药物组成：清半夏9g，天麻6g，茯苓6g，橘红6g，白术15g，白蒺藜9g，蔓荆子9g，竹茹12g，厚朴6g，生姜6g，炙甘草6g。

7. 瘀血头痛

症状：头痛固定于一处，如锥如刺，经久不愈，舌质紫或淡暗，有瘀斑、瘀点，脉沉细或细涩。

治法：活血化瘀。

方药：通窍活血汤加减。

药物组成：赤芍3g，川芎3g，桃仁（研泥）9g，红枣（去核）7个，红花9g，老葱（切碎）3根，生姜（切碎）9g，麝香（吞服）0.15g。

8. 肾虚头痛

症状：头痛且空，兼有眩晕，腰酸腿软，神疲乏力，遗精带下，耳鸣失眠，心烦口干，舌红少苔，脉细无力，尺脉尤弱。

治法：滋阴补肾。

方药：大补元煎加减。

药物组成：熟地黄15g，山药12g，山萸肉12g，枸杞子12g，党参15g，当归12g，菊花（后下）9g，茯苓9g。

四、药膳

1. 杏菊汤

组成:杏仁、菊花各6g。

制法用法:将杏仁去皮,去尖,捣碎。菊花淘洗干净。二者同放入一锅内,加水适量;将锅置武火上烧沸,然后用文火煎熬3~5分钟即成。

功效应用:祛风清热。适用于风热头痛,肝经火气偏亢引起的头痛眩晕等症。

方解:方中杏仁归大肠经,能止咳平喘,润肠通便。菊花由于产地、花色、加工方法不同,又分为白菊花、黄菊花、杭菊花等,能疏风清热,解毒,明目。合用可祛风清热,主治风热头痛。

使用注意:杏仁有小毒,饮用勿过量;婴儿慎用。

2. 杞菊地黄粥

组成:熟地黄15g,枸杞子15g,白菊花10g,粳米100g,冰糖适量。

制法用法:熟地黄、枸杞子、白菊花装入纱布袋内,扎口后放入锅内加水烧沸,煎20分钟后拿出纱布袋,留药汁。粳米淘洗干净,倒入药汁锅内,再加适量水,用武火烧沸,再转用文火熬至米九成熟时,放入冰糖拌匀,再熬煮至米烂成稀粥,即可食用。每日1次,温热服用。

功效应用:滋阴清热,平抑肝阳。适用于肝阳上亢之头痛、目眩、心烦易怒等。

方解:方中熟地黄味甘、性微温,补血滋阴,填精益髓;枸杞子滋补肝肾;菊花清肝明目。三药合用,共奏平肝潜阳之效。

3. 枸杞羊肾汤

组成:枸杞叶250g,羊肉60g,羊肾1个,粳米100g,葱白2段,盐适量。

制法用法:将羊肾剖开,去筋膜,洗净,切碎。羊肉,洗净,切碎。先煮枸杞叶,去渣取汁。用枸杞叶汁同羊肾、羊肉、粳米、葱白煮粥。粥成入盐调匀,再稍煮即可。单独食用或佐餐,每日1剂,分早、晚2次服用。

功效应用:温肾壮阳,养血益精。适用于肾虚头痛,以及老年人的亚健康状态、慢性腰腿疼痛、性功能减退等属肾阳虚衰,精血亏损者。

方解:方中羊肾、羊肉,同出一物,血肉有情,皆为甘温补肾之物,且羊肾以脏补脏,是历代温补肾阳,治疗肾虚腰痛之佳品,故亦为本方的主要原料。配以枸杞叶滋阴补肝,养血益精,取肝肾同源,调补阴血之义。粳米补中益气。葱白、食盐,除腥调味。全方温肾壮阳,养血益精,平补而无燥腻之弊。煮制成粥,清润可口,且易于消化。

五、针刺疗法

外感头痛:百会、太阳、风池、合谷。毫针刺,用泻法。每日1次,留针30分钟,10次为1个疗程。

痰浊头痛:头维、太阳、丰隆、阴陵泉。毫针刺,用泻法。每日1次,留针30分钟,10次为1个疗程。

血瘀头痛:阿是穴、合谷、血海、三阴交。毫针刺,用泻法。每日1次,留针30分钟,10次为1个疗程。

肝阳上亢头痛:主穴,曲池、血压点、百会、肾俞、足三里、三阴交。配穴,心俞、风池、太阳、头维、神庭、内关。每次取主穴、配穴各2穴留针20~30分钟,用弧度刮针法，中强刺激每日1次，10次为1个疗程。

六、穴位贴敷

药物：川乌、白附子、生南星、川芎、细辛、樟脑、冰片共研细末，用蜂蜜调成糊状，取适量置于白胶布上，每晚于睡前敷上，晨起取下。穴位：太阳、眉心。6次为1个疗程，疗程间相隔1日。

七、拔罐法

（1）风寒头痛：肝俞、大椎、风间、外关、太阳。患者取坐位，选中、小口径火罐拔诸穴，每次10分钟，每日1次。

（2）痰浊痹阻：脾俞、胃俞、肝俞、内关、印堂、足三里、丰隆。患者取坐位，选中、小口径火罐拔诸穴，每次10分钟，每日1次。

（3）瘀血头痛：脾俞、胃俞、肝俞、膈俞、血海。患者取坐位，先以针点刺肝俞、膈俞，再用中、小口径火罐拔诸穴，每次10分钟，每日1次。

（4）肝阳上亢：肝俞、胆俞、外关、合谷、太阳。患者坐位，先以针点刺肝俞、膈俞，再用中、小口径火罐拔诸穴，每次10分钟，每日1次。

（5）血虚头痛：脾俞、肝俞、太冲、三阴交、关元。患者平躺，拔关元穴10分钟。然后再取坐位，用中、小口径火罐拔其余穴10分钟。每日1次。

八、按摩疗法

肝阳上亢型宜仰卧泻法压揉行间、太冲、三阴交各1分钟，坐位揉肝俞以养肝通气，降火宣泄；痰湿型卧位可由印堂推压至太阳穴，往返数次后揉压百会穴 2 分钟，以掌揉膻中达到化痰燥湿功效；气血瘀滞型可揉捏颈部，按压风池、合谷穴 1 分钟可行气通络活血。

九、气功疗法

选择环境安静，空气新鲜之处，清理杂念，宽衣松带，使身体舒适，血流通畅；取自然立直法，两脚平行分开，其距离与肩同宽；两膝微曲，目微闭，口微合，颈微前倾，胸微含，两肩下垂，两肘微曲，两手重叠，手心向上，全身放松。练功时，先呼出一口气，然后用鼻自然呼吸，以柔和、细缓、均匀、深长为佳。气随意沉入丹田，又以意引气经命门、夹脊、大椎、玉枕，最后气停留于百会穴。开始，百会穴有麻胀感，待练功数次后就无感觉了。每次练 20 ~ 30 分钟，一日 2 次，练功 1 周就会收到较好效果。

十、预防保健

（1）注意心理调节，人处于紧张状态时，血管收缩，易出现头痛；而当放松时，血管舒张，疼痛就会减轻。

（2）注意姿势、适当休息。抬起头让头部和身体基本呈一直线，身体各部位的肌肉就不容易疲劳。此外，如果长时间伏案工作、学习或劳作，应每隔 40 分钟左右休息 5 分钟，以预防眼肌紧张诱发的头痛。

（3）注意头部保护。中医学认为，风邪具轻扬开泄、善动不居的特性，易循经上扰而致头痛。所以，头痛患者在冬春季节出门外行，要注意保护头部，可戴一顶保暖性能好的羊毛帽，以避风邪。

（4）每天喝一杯咖啡。每日早餐后，喝一杯咖啡，不仅可以使精力充沛，提高工作效率，且咖啡因还有很好的止痛效果，可替代口服止痛片，头痛患者不妨试试。

十一、文献摘要

《素问·五藏生成篇》：“头痛巅疾，下虚上实，过在足少阴、巨阳，甚则入肾。心烦头痛，病在鬲中，过在手巨阳、少阴。”

《素问·经脉篇》：“膀胱足太阳也，是动则病冲头痛，目似脱，项如拔。”

《素问·脉解篇》：“阳明并于上，上者则其孙络太阴也，故头痛鼻鼽腹肿也。”

《素问·通评虚实论》：“头痛耳鸣，九窍不利，肠胃之所生也。”

《素问·着至教论》：“三阳独至者，是三阳并至，并至如风雨，上为巅疾，下为漏病。”

《素问·脉要精微论》：“来疾去徐，上实下虚，为厥巅疾。推而下之，下而不上，头项痛也。”

《素问·平人气象论》：“寸口之脉中手短者，曰头痛。”

《灵枢·寒热病篇》：“阳迎头痛，胸满不得息，取之人迎。足太阳有通项入于脑者，正属目本，名曰眼系，头目苦痛取之，在项中两筋间。”

《灵枢·奇病论》：“帝曰：人有病头痛以数岁不已，此安得之？名为何病？岐伯曰：当有所犯大寒，内至骨髓，髓者以脑为主，脑逆故令头痛，齿亦痛，病名曰厥逆。帝曰：善。”

《灵枢·厥病篇》：“真头痛，头痛甚，脑尽痛，手足寒至节，死不治。”

十二、医案举例

吴某，男，43 岁，1988 年 5 月 17 日初诊。头痛反复发作 4 年，加重伴心烦意乱、失眠健忘 3 周，痛如针扎，连及项背。4 年前，因工作压力及家庭纠纷，出现间歇性头痛，伴心烦失眠，但尚可忍受，此后头痛程度及发作频率加剧，工作劳累或遇事不顺即可出现头痛如针扎，连及枕后及颠顶，重则头痛如裹，针刺连及项背，曾间断服用多种中西药，疗效甚微。刻诊见表情痛苦，双眉紧凑，面色晦暗，舌体胖、色暗紫，脉弦紧，重按关尺无力。查眼底早期动脉硬化改变，头颅 CT 未见异常。中医诊断为头痛，证属肝郁脾虚、痰瘀阻络。治宜疏肝健脾、化浊通络。药物组成：清半夏 9g，炒白术 12g，茯神 20g，川芎 10g，郁金 12g，赤芍、白芍各 12g，龙齿（先煎）20g，石菖蒲 15g，地龙 12g，延胡索 10g。7 剂水煎服，每日 1 剂，服后头痛程度明显缓解，频率减少，睡眠改善，但颈项仍感不适，伴有僵硬感，查舌质暗红、苔薄腻，脉沉弦。上方去白芍，加白芷 10g，土茯苓 30g，僵蚕 10g，三七粉（冲服）3g 等健脾化浊，行血通瘀之品。服用 10 剂，头痛伴其他症状明显好转，守方加减治疗 40 余剂，诸症基本去除，间断就诊服药，头痛痊愈。

按：本例患者因劳累过度加之情绪不畅，导致肝郁脾虚，气滞血瘀，痰瘀交阻，脑络失养。故肝郁、脾虚、湿阻、瘀结是本病的症结所在。治疗上宜理气活血，化浊通络，兼以调理心脾。方中清半夏祛湿化浊；炒白术、茯神健脾宁心；郁金、白芍疏肝解郁；川芎、赤芍活血通络；石菖蒲醒脑安神;加地龙以增强通络之力;延胡索理气止痛。全方虚实兼顾,扶正不留邪、祛邪不伤正,共奏疏肝健脾,祛浊通络止痛之效。此后根据症情变化,加减用药,不离调补心脾,疏肝通络之大法,故疗效显著。

第四节 心　悸

一、概念

心悸是指患者自觉心中悸动、惊惕不安，甚则不能自主的一种病症，一般多呈发作性，每因情志波动或过度劳累而发作，且常伴胸闷、气短、失眠、健忘、眩晕、耳鸣等症。病情较轻者为惊悸，病情较重者为怔忡，可呈持续性。一般健康人仅在剧烈运动、神经过度紧张或兴奋时才会有心悸的感觉。亚健康性心悸应排除器质性和功能性心脏病、贫血、甲状腺功能亢进等疾病。

二、病因病机

心悸的病位主要在心，表现为心神失养，心神动摇，悸动不安。但其发病亦与脾、肾、肺、肝四脏功能的失调相关。如脾不生血，心血不足，心神失养则动悸。脾失健运，痰湿内生，扰动心神，心神不安而发病。肾阴不足，不能上制心火，或肾阳亏虚，心阳失于温煦，均可发为心悸。肺气亏虚，不能助心以主治节，心脉运行不畅则心悸不安。肝气郁滞，气滞血瘀，或气郁化火，致使心脉不畅，心神受扰，都可引发心悸。

1. 体虚久病或禀赋不足

素体虚弱，或久病失养，劳欲过度，气血阴阳亏虚，以致心失所养，发为心悸。

2. 饮食劳倦

嗜食膏粱厚味，煎炸炙煿，蕴热化火生痰，或伤脾滋生痰浊，痰火扰心而致心悸。劳倦太过伤脾，或久坐卧伤气,引起生化之源不足,而致心血虚少,心失所养,神不潜藏,而发为心悸。

3. 七情所伤

平素心虚胆怯,突遇惊恐或情怀不适,悲哀过极,忧思不解等七情扰动,忤犯心神,心神动摇,不能自主而心悸。

4. 感受外邪

风寒湿三气杂至,合而为痹,痹证日久,复感外邪,内舍于心,痹阻心脉,心之气血运行受阻,发为心悸;或风寒湿热之邪,由血脉内侵于心,耗伤心之气血阴阳,亦可引起心悸。如温病、疫毒均可灼伤营阴,心失所养而发为心悸。或邪毒内扰心神,心神不安,也可发为心悸,如春温、风温、暑温、白喉、梅毒等病,往往伴见心悸。

5. 药物中毒

药物过量或毒性较剧,损害心气,甚则损伤心志,引起心悸,如附子、乌头,或西药洋地黄、奎尼丁、肾上腺素、阿托品等,当用药过量或不当时,均能引发心悸、脉结代一类症状。

心悸的病性主要有虚、实两方面。虚者为气血阴阳亏损,心神失养而致。实者多由痰火扰心,水饮凌心及瘀血阻脉而引起。虚实之间可以相互夹杂或转化。如实证日久,耗伤正气,可分别兼见气、血、阴、阳之亏损,而虚证也可因虚致实,而兼有实证表现,如临床上阴虚生内热者常兼火亢或夹痰热,阳虚不能蒸腾水湿而易夹水饮、痰湿,气血不足、气血运行滞涩而易出现气血瘀滞,瘀血与痰浊又常常互结为患。

总之,本病为本虚标实证,其本为气血不足,阴阳亏损,其标是气滞、血瘀、痰浊、水饮,临床表现多为虚实夹杂之证。

三、中药辨证论治

1. 心虚胆怯

症状:心悸不宁,善惊易恐,坐卧不安,少寐多梦而易惊醒,食少纳呆,恶闻声响,苔薄白,脉细略数或细弦。

治法:镇惊定志,养心安神。

方药:安神定志丸加减。

药物组成:党参 20g,茯苓 12g,茯神 12g,琥珀(研末冲)3g,石菖蒲 12g,磁石 20g,远志 10g,龙齿(先煎)20g,柏子仁 12g,夜交藤 18g,炙甘草 6g。

2. 心血不足

症状:心悸气短,头晕目眩,失眠健忘,面色无华,倦怠乏力,纳呆食少,舌淡红,脉细弱。

治法:补血养心,益气安神。

方药:归脾汤加减。

药物组成:白术 9g,当归 9g,茯神 9g,黄芪 12g,远志 6g,龙眼肉 12g,酸枣仁 12g,人参 6g,白蔻仁(后下)6g,木香 6g,炙甘草 3g,生姜 6g,大枣 3 枚。

3. 阴虚火旺

症状:心悸易惊,心烦失眠,五心烦热,口干,盗汗,思虑劳心则症状加重,伴耳鸣腰酸,头晕目眩,急躁易怒,舌红少津、苔少或无,脉象细数。

治法:滋阴清火,养心安神。

方药:天王补心丹加减。

药物组成:酸枣仁 9g,柏子仁(炒)9g,当归身(酒洗)9g,天冬(去心)9g,麦冬(去心)9g,生地黄(酒洗)12g,人参(去芦)5g,丹参(微炒)5g,玄参(微炒)5g,白茯苓(去皮)5g,五味子(烘)5g,远志(去心炒)5g,桔梗5g。

4. 痰火扰心

症状:心悸时发时止,受惊易作,胸闷烦躁,失眠多梦,口干苦,大便秘结,小便短赤,舌红、苔黄腻,脉弦滑。

治法:清热化痰,宁心安神。

方药:黄连温胆汤加减。

药物组成:黄连10g,法夏12g,陈皮6g,竹茹15g,枳实12g,甘草6g,胆星15g,栀子12g,黄芩15g,浙贝母15g。

5. 心血瘀阻

症状:心悸,胸闷心痛时作,或面唇紫暗。舌质紫暗或有瘀点、瘀斑,脉涩或结代。

治法:活血化瘀,理气通络。

方药:桃仁红花煎加减。

药物组成:桃仁12g,丹参20g,赤芍12g,川芎10g,红花6g,延胡索12g,香附12g,青皮6g,生地黄15g,当归12g,三七粉(冲)3g。

6. 心阳不振

症状:心悸气短,心胸憋闷,形寒肢冷,面色㿠白,舌淡胖、苔白润,脉沉迟或结代。

治法:温补心阳,安神定悸。

方药:参附汤合桂枝甘草龙骨牡蛎汤加减。

药物组成:党参30g,制附子(先煎)12g,桂枝12g,生龙骨(先煎)30g,生牡蛎30g(先煎),仙灵脾15g,炙甘草6g,黄芪30g。

四、药膳

1. 芪龙橘枣粥

组成：龙眼肉 10g，黄芪 10g，酸枣仁 10g，橘皮 15g，粳米 50 ~ 100g。

制法用法：将龙眼肉、橘皮切丝，黄芪切片，酸枣仁捣碎，粳米淘洗干净，一同入锅熬制，直至米熟烂。每日 2 次。

功效应用：补血养血，益气安神。适用于心脾两虚导致的心悸气短，头晕健忘等症者。

方解：方中龙眼肉味甘，性温，善补心脾虚损，有补益心脾，养血安神之效。黄芪味甘，性微温，善补中益气。酸枣仁养心安神。橘皮味辛、苦，性温，行气止痛，健脾和中，使总方补而不滞。总方共奏补养心脾之效。

2. 苓桂茶

组成：茯苓 12g，桂枝（去皮）9g，白术 6g，橘皮 6g。

制法用法：茯苓、桂枝、白术切片，橘皮切丝，泡茶，以茶代饮，每日 3 ~5 次。

功效应用：温阳化饮，健脾利湿。适用于中阳素虚，脾失健运，气化不利，水湿内停导致的心悸。

方解：方中茯苓健脾利水，渗湿化饮，既能消除已聚之痰饮，又善平饮邪之上逆。桂枝为臣，功能温阳化气，平冲降逆。苓、桂相合为温阳化气，利水平冲之常用组合。白术为佐，功能健脾燥湿，苓、术相须，为健脾祛湿的常用组合，在此体现了治生痰之源以治本之意。橘皮亦有燥湿化痰之效，还能调和茶饮口味。诸药合用，共奏温阳化饮，健脾利湿之效。

五、针刺疗法

取手厥阴、手少阴经穴为主。内关、郄门、神门、厥阴俞、巨阙，心胆虚怯者加胆俞，心脾两虚者加脾俞、足三里，阴虚火旺者加肾俞、太溪，水气凌心者加膻中、气海，心脉瘀阻者加膻中、膈俞，易惊者加大陵，多汗者加膏肓，烦热者加劳宫，耳鸣者加中渚、太溪，水肿者加水分、中极。针刺，平补平泻法，1日1次，1周为1个疗程。

六、穴位贴敷

(1)心虚胆怯：党参10g，茯苓6g，磁石10g，远志5g。

(2)心血不足：当归9g，茯神9g，黄芪12g，木香6g。

(3)阴虚火旺：酸枣仁9g，麦冬(去心)9g，生地黄(酒洗)12g，五味子(烘)5g。

(4)痰火扰心：黄连10g，陈皮6g，枳实12g，浙贝母15g。

(5)心脉痹阻证：桃仁12g，丹参20g，延胡索12g，当归12g。

(6)心阳不振：党参10g，制附子4g，生龙骨10g，黄芪10g。

将药物研末装瓶储存，用时取3～5g用醋调糊敷于神阙穴，用胶布固定。每日睡前贴敷，晨起取下。每日1次，6次1个疗程。其中心脉痹阻证应及时去医院就诊，以免贻误病情，本法仅仅作为辅助治疗。

七、拔罐法

(1)心气虚弱：选取心俞、小肠俞、足三里、内关。患者取坐位,选取中口径火罐吸拔诸穴,留罐10~15分钟。每日1次,5次1个疗程。

(2)心血不足:选取心俞、膈俞、关元、膻中、足三里。患者取坐位,选取中口径火罐吸拔诸穴,留罐10~15分钟。每日1次,5次1个疗程。

(3)气阴两虚:选取心俞、小肠俞、肾俞、内关、足三里、三阴交。选取中口径火罐吸拔诸穴,留罐10~15分钟。每日1次,5次1个疗程。

(4)瘀阻心脉:选取心俞、脾俞、肾俞、膻中、内关、血海、膈俞。选取中口径火罐吸拔诸穴,留罐10~15分钟。每日1次,5次1个疗程。

八、按摩疗法

(1)推揉养心安神法:推印堂、眉弓至太阳5~10遍,自上而下推桥弓,先推左侧,再推右侧,每侧1分钟,然后拇指按揉百会、风池各1分钟,以宁心安神。一指禅推法推心俞、肺俞、膈俞,每穴约1分钟,揉膻中,摩中府、云门,每穴1分钟,以养心安神。

(2)按拿宁心定悸法:按揉双侧内关、神门,拿双上肢,每侧约1分钟,以宁心通络,安神定悸。

九、预防保健

1. 调摄精神

心悸多因情志刺激和受惊恐而诱发,故心悸的患者精神调摄是十分必要的。《素问·举痛论》曰:“惊则气乱,惊则心无所倚,神无所归,虑无所定,故气乱矣。”《证治要诀》也指出:“心悸久思所受,触事不忘,虚耗其血,心血不足，遂成心悸。”因此，心悸的患者要保持心情愉快，避免七情刺激，则可减少发病次数。

2. 饮食有节

心和胃在经络上关系密切，心胃之病，可互相影响、传变，因此，心悸患者饮食调节非常重要。一则要节制食量，“饮食不可贪多”“少饱则止”。二则节制厚味，过食厚味，使之“气伤于味”，则“心气抑”，过食厚味必伤脾胃，痰饮内生，而致心悸。心悸多发生于老年人，这种心律失常的发生，往往发生在器质性心脏病的基础上，因而要禁忌饱餐，以防心脏负担加重，诱发心律失常的发生。另外，心悸患者要忌酒、浓茶、辛辣之品，此类因其刺激性强，可耗伤心气伤心阴，致心悸发作。

3. 寒温适宜

心悸患者平素要注意气候的变化，避免外邪侵袭，防止因感风、寒、湿、热等外邪，而诱发心悸或使病情加重。因此，心悸患者，要寒温适宜，做到“虚邪贼风，避之有时”。

4. 起居有时

作为心悸患者，为不耗伤心气，应做到生活有规律，起居有时，保证一定的休息和睡眠时间，尤其是老年人睡眠时间不宜过短，更不可以夜代昼，这样才能使心血得充，心神得养，心悸自安。

十、文献摘要

《素问·阴阳应象大论》：心在志为喜，肝在志为怒，脾在志为思，肺在志为忧，肾在志为恐。

《素问·金匮真言论》：东方色青，入通于肝，其病发惊骇。

《素问·脉解篇》:阳明所谓甚则厥,恶人与火,闻木音则惕然而惊者,阳气与阴气相搏,水火相恶,故惕然而惊也。

《素问·举痛论》:惊则气乱。惊则心无所倚,神无所归,虑无所定,故气乱矣。

《素问·六元正纪大论》:少阴所至,为惊惑恶寒战栗,谵妄。少阳所至,为惊躁瞀昧暴病。

《素问·五常政大论》:委和之纪,其发惊骇。

《素问·至真要大论》:少阳之复,大热将至,惊瘛咳衄,心热烦躁。阳明之复,清气大举,甚则入肝,惊骇筋挛。诸病胕肿,疼酸惊骇,皆属于火。

《素问·阴阳别论》:二阳一阴发病,主惊骇背痛。

《素问·大奇论》:肝脉暴,有所惊骇。二阴急为痫厥,二阳急为惊。脉至如数,使人暴惊,三四日自已。

《素问·阴阳应象大论》:肾在志为恐,恐伤肾,思胜恐。

《素问·藏气法时论》:肝虚则目䀮䀮无所见,耳无所闻,善恐,如人将捕之。

《素问·举痛论》:恐则气下。恐则精却,却则上焦闭,闭则气还,还则下焦胀,故气不行矣。

《灵枢·本神篇》:恐惧者,神荡惮而不收。心怵惕思虑则伤神,神伤则恐惧自失,破脱肉,毛悴色夭,死于冬。恐惧而不解则伤精,精伤则骨酸痿厥,精时自下。

《灵枢·邪气脏腑病形篇》:愁忧恐惧则伤心。

《灵枢·寿夭刚柔篇》:忧恐忿怒伤气。

《灵枢·本神篇》:肝气虚则恐,实则怒。

《灵枢·调经论》:神有余则笑不休,神不足则悲。血有余则怒,不足则恐。

十一、医案举例

张某,男,51岁,2012年4月11日来诊。心悸1个月,加重2天。1个月前劳累后出现心慌,胸闷,气短,乏力,呼吸困难,休息后缓解。2天前上述症状再发加重,休息后无缓解。现心悸,胸闷,疲乏,面色晦黯,活动后气促,消谷善饥,口干欲饮,微咳,无寒热,眠可,二便调,舌淡黯,苔腻稍干,脉浮滑。患者疲乏,心悸,活动后气促,为气虚表现;消谷善饥、口干欲饮者,属阴不足;胸闷为气虚胸阳不展、痰浊瘀血阻络、血行不畅的表现;面色晦黯为有瘀之征。结合舌脉,本病证属"气阴两虚,痰瘀阻络"。治以益气养阴、活血除痰通络为法。方用黄连温胆汤加减:黄芪30g,太子参30g,山药60g,玉米须30g,竹茹10g,枳壳6g,橘红6g,胆南星10g,茯苓12g,仙鹤草30g,豨莶草12g,丹参15g,甘草30g。每日1剂,水煎服。3剂后,即诉无明显心悸胸闷,消谷善饥明显减轻。原方继服7剂,煎服法同前。7日后,继服原方14剂,诸症消失。

按:本案重用黄芪、山药、太子参、茯苓、甘草健脾益气;丹参活血通络;胆南星、竹茹化痰;稍用橘红、枳壳理气化痰。又因其轻咳、脉浮,考虑有外感之征,故加用豨莶草祛风,兼通络。陈皮以除湿化痰为主,痰多用之;橘红重在行气化痰,胸闷明显用之,故方中用橘红易陈皮;枳实通腑攻伐力强,而枳壳理气为主,攻伐力弱,故又以枳壳代枳实。方中益气之剂重,体现扶助正气为根本;橘红、枳壳量轻,因恐其有破气之弊。全方通过补脾益气,化痰行瘀,使心气心阴得养,痰瘀得化,脉络通畅。

第五节　反复感冒

一、概念

感冒是最常见的多发性疾病。反复感冒是指在1年内或一段时间内发生感冒的次数频繁，超出正常范围的一组临床综合征。常见于老人、儿童及免疫力低下者。据世界卫生组织统计，每年死于感冒的人至少有二百万人以上。反复感冒是亚健康患者较为常见的一种状态。

二、病因病机

感冒的病位在肺卫，其基本病机是外邪影响肺卫功能失调，导致卫表不和，肺失宣肃，尤以卫表不和为主要方面。卫表不和，故见恶寒、发热、头痛、身痛、全身不适等症；肺失宣肃，故见鼻塞、流涕、喷嚏、喉痒、咽痛等症。

1. 六淫病邪

六淫病邪风寒暑湿燥火均可为感冒的病因，因风为六气之首，“百病之长”，故风为感冒的主因。六淫侵袭有当令之时气和非时之气。由于气候突变，温差增大，感受当令之气，如春季受风，夏季受热，秋季受燥，冬季受寒等病邪而病感冒；再就是气候反常，春应温而反寒，夏应热而反凉，秋应凉而反热，冬应寒而反温，人感“非时之气”而病感冒。

2. 时行病毒

时行病毒，时行者指与岁时有关，每2～3年一小流行，每10年左右一大流行的邪气；病毒者指一种为害甚烈的异气,或称疫疠之气,具有较强传染性的邪气。《诸病源候论·时气病诸候》中“因岁时不和,温凉失节,人感乖戾之气而生病者,多相染易”,即指时行病毒之邪。人感时行病毒而病感冒则为时行感冒。

六淫病邪或时行病毒能够侵袭人体引起感冒,除因邪气特别盛外,与人体的正气失调有关。或是由于正气素虚,或是素有肺系疾病,不能调节肺卫而感受外邪。即使体质素健,若因生活起居不慎,如疲劳、饥饿而机体功能状态下降,或因汗出衣裹冷湿,或餐凉露宿,冒风沐雨,或气候变化时未及时加减衣服等,正气失调,腠理不密,邪气得以乘虚而入。因此,感冒是否发生取决于正气与邪气两方面的因素,一是正气能否御邪,有人常年不易感冒,即是正气较强常能御邪之故,有人一年多次感冒,即是正气较虚不能御邪之故,“邪之所凑,其气必虚”,提示了正气不足或卫气功能状态暂时低下是感冒的决定因素;二是邪气能否战胜正气,即感邪的轻重,邪气轻微不足以胜正则不病感冒,邪气盛如严寒、时行病毒,邪能胜正则亦病感冒,所以邪气是感冒的重要因素。

三、中药辨证论治

1. 风寒感冒

症状:恶寒重,发热轻,无汗,头痛,肢节酸疼,鼻塞声重,时流清涕,喉痒,咳嗽,痰吐稀薄色白,舌苔薄白,脉浮或浮紧。

治法:辛温解表,宣肺散寒。

方药:荆防败毒散加减。

药物组成:羌活 9g,独活 9g,柴胡 9g,前胡 9g,枳壳

6g,桔梗6g,茯苓12g,川芎6g,薄荷(后下)6g,银花12g,板蓝根9g,甘草3g,生姜3片。

2. 风热感冒

症状:发热,微恶风寒,或有汗,鼻塞喷嚏,流稠涕,头痛,咽喉疼痛,咳嗽痰稠,舌苔薄黄,脉浮数。

治法:辛凉解表,宣肺清热。

方药:银翘散加减。

药物组成:连翘15g,金银花15g,桔梗6g,薄荷6g,竹叶4g,生甘草5g,荆芥穗4g,淡豆豉5g,牛蒡子6g。

3. 暑湿感冒

症状:发生于夏季,面垢身热汗出,但汗出不畅,身热不扬,身重倦怠,头昏重痛,或有鼻塞流涕,咳嗽痰黄,胸闷欲呕,小便短赤,舌苔黄腻,脉濡数。

治法:清暑祛湿解表。

方药:新加香薷饮加减。

药物组成:香薷10g,金银花15g,连翘15g,扁豆花10g,厚朴10~30g,黄芩10g,半夏10~30g,陈皮10g,竹茹10g,枳实10g。

4. 体虚感冒

年老或体质素虚,或病后,产后体弱,气虚阴亏,卫外不固,容易反复感冒,或感冒后缠绵不愈,其证治与常人感冒不同。

(1)气虚感冒

症状:恶寒较重,发热,无汗,头痛,肢体倦怠乏力,咳嗽,痰白,咳痰无力,平素神疲体弱,气短懒言,反复易感,舌质淡、苔薄白,脉浮。

治法:益气解表。

方药:参苏饮加减。

药物组成:党参6g,茯苓6g,苏叶6g,葛根6g,前胡6g,半夏6g,陈皮4g,木香4g,枳壳4g,桔梗4g,甘草4g。

(2)阴虚感冒

症状:身热,微恶风寒,少汗,头昏,心烦,干咳少痰,舌红少苔,脉细数。

治法:滋阴解表。

方药:葳蕤汤加减。

药物组成:生葳蕤9g,淡豆豉9g,生葱白6g,炙甘草1.5g,桔梗5g,苏薄荷5g,东白薇3g,红枣二枚。

四、药膳

1.姜糖饮

组成:生姜15g,红糖30g。

制法用法:将生姜切片,入锅加水一碗,煮沸2分钟,再入红糖煮1分钟,即可。趁热饮用。

功效应用:辛温发汗,解表散寒。适用于风寒感冒者。

方解:方中生姜辛温发表散寒,红糖甘温缓急调味,可防生姜发散太过。生姜还有良好的止呕作用,用于风寒感冒伴有恶心呕吐者较佳。

2.银花茶

组成:金银花20g,绿茶6g,白糖30g。

制法用法:将金银花、绿茶一起水煎2分钟,再放入白糖搅匀。

功效应用:辛凉发散,清热除烦。

方解:方中金银花辛凉发散,清热解毒。绿茶甘苦凉,解烦渴,利小便。白糖甘平,润肺生津。全方清热解表,适用于感冒属外感风热者。

五、针刺疗法

风寒感冒:大椎、风门、列缺。毫针刺,用泻法。每日1次,留针30分钟,10次为1个疗程。

风热感冒:大椎、曲池、外关、合谷。毫针刺,用泻法。每日1次,留针30分钟,10次为1个疗程。

六、穴位贴敷

(1)中药:生麻黄、薄荷、细辛、冰片等份研粉,用温姜汁调成块状,外涂少量蜂蜜,贴敷于大椎穴及双侧风门穴。

(2)三伏贴也是本病很好的辅助疗法。药粉:甘遂、延胡索、白芥子、细辛,按2:2:1:3的比例用生姜汁调和制成膏贴。穴位:双侧肺俞、脾俞、肾俞。时间:三伏中每伏的第一或第二天。成人保留时间:头伏4~6小时,中、末伏2~4分钟。如贴敷后,部分患者局部可能出现麻木、温、热、痒、针刺、疼痛等感觉,属于药物吸收的正常反应,大多可以忍受。若皮肤局部出现刺痒难忍、灼热、疼痛感觉时,应立即取下药膏,禁止抓挠,避免皮肤破溃后引起感染。

七、拔罐法

(1)提高免疫力:取穴,足三里、大椎、肺俞、脾俞、肾俞。用中、小号火罐闪火法吸拔。留罐15分钟,每日1次。

（2）外感风寒：在针刺的同时，风门、大椎两穴可拔火罐，每日 1 次，留置 15 分钟。风热感冒：大椎、风门、身柱、肺俞。选用的穴位常规消毒，提掐使其瘀血，用三棱针刺出血，然后拔罐。一次即可。

八、按摩疗法

（1）风寒感冒：患者仰卧，医者用捏法施术于督脉，由下而上，反复 3 遍，采用三捏一提法，手法宜稍重。配擦法，以胸背为主，使热透胸背为佳。继之指揉、点按法施术于两侧膀胱经。再以拿揉法、拿捏法、点按法施术于颈项及肩部，以风池、肩井、肩中俞、肩外俞为重点。

（2）风热感冒：患者取俯卧位，医者用指揉、点按法施术于肺俞、风门穴，约 3 分钟。继用擦法，以胸背为主，配以指揉、点按风池、肩井、大椎等穴，得气为度。拿颈肩部，点按曲池、缺盆、合谷、外关、鱼际等穴，得气为度，以疏风泻热解表。

九、气功疗法

（1）调身双腿盘坐，左腿在下，右腿在上，两手臂自然下垂，握拳，拇指在内，其余四指压在拇指上握紧，放在腹部旁边的肾区，拳心向内，全身放松，双目微闭，舌抵上腭，做到头正，肩平，腰直。

（2）意念吸气时，意念全身的感冒病气向尾闾穴集中，吸气要慢、细、匀、长。吸气至极点，不能再吸时，闭气略停，此时，意念集注于尾闾穴，吸气时，闭气停 3～7 秒槟榔，然后呼气。呼气的同时，将病气加意念上引，进入百会穴，自百会穴直冲而出，射向天边，呼气的同时，上半身向前尽可能地弯曲。气呼尽后，闭气停 3～7 秒，然后起身恢复正直。如此，呼一吸，一弯一曲为一次，共练习 36 次，至浑身出汗为止。

(3)呼吸采取顺腹式呼吸法，吸气时，腹部凸起，呼气时，腹部凹进，呼吸和伸屈要注意密切配合。即吸气尽，将病气集中于尾闾穴，意念同时集中于此。呼气尽，病气已冲出百会穴，射向天外，同时上身已向前弯曲到极点。如此，一吸闭气，一呼闭气，反复运气，即可将体内的感冒病气逼出体外而痊愈。

(4)练功时间：当感冒初起时，马上练习此法，每日 2 次，快者，当天即可痊愈，体弱者，一般也不过 2 日。

(5)玉龙搅海：感冒后常伴有咽痛、咽部不适，在练习感冒的特效气功疗法时，可加练此法。方法如下：舌抵上腭，叩齿 36 遍。然后以舌在口内上下左右搅动，至津液满口，分 3 次咽下，以意送入丹田。咽津液的同时加意念，意念下咽津液是消炎止痛药物，经咽喉时，将咽喉部位的细菌，病毒消灭，恢复正常。

(6)注意事项：练完感冒的自疗法时，不可马上外出，要避风休息。擦净身上的汗，意念全身毛孔关闭，病气不入即可。而后，擦热双掌，搓面部，双手中指搓压迎香穴，双手十指从前向后梳头，双手从前向后轻轻拍打头顶，搓搓耳朵，搓压大椎穴，收功。

十、预防保健

(1)加强体育锻炼，增强机体适应气候变化的调节能力，在气候变化时适时增减衣服，注意防寒保暖，慎接触感冒患者以免时邪入侵等，对感冒的预防有重要作用。

(2)尤其是时行感冒的多发季节,预防服药一般可使感冒的发病率大为降低。主要药物有贯众、大青叶、板蓝根、鸭跖草、藿香、佩兰、薄荷、荆芥等。但随着季节的变化,预防感冒的药物亦有所区别。如冬春季用贯众、紫苏、荆芥;夏季用藿香、佩兰、薄荷;时邪毒盛,流行广泛用板蓝根、大青叶、菊花、金银花等。常用食品如葱、大蒜、食醋亦有预防作用。

(3)感冒患者应适当休息,多饮水,饮食以素食流质为宜,慎食油腻难消化之物。卧室空气应流通,但不可直接吹风。药物煎煮时间宜短,取其气全以保留芳香挥发有效物质,无汗者宜服药后进热粥或覆被以发汗解表,汗后及时换干燥洁净的衣服以免再次受邪。

十一、文献摘要

《素问·玉机真藏论》:“是故风者百病之长也,今风寒客于人,使人毫毛毕直,皮肤闭而为热,当是之时,可汗而发也。”

《伤寒论·辨太阳病脉证并治》:“太阳中风,阳浮而阴弱。阳浮者,热自发;阴弱者,汗自出。啬啬恶寒,淅淅恶风,翕翕发热,鼻鸣干呕者,桂枝汤主之。”

《丹溪心法·中寒》:“伤风属肺者多,宜辛温或辛凉之剂散之。”

《症因脉治·伤寒总论》:“外感风寒,从毛窍而入,必从毛窍而出,故伤寒发热症,首重发表解肌。”

《时病论·春伤于风大意》:“风为六气之领袖,能统诸气,如当春尚有余寒,则风中遂夹寒气,有感之者是为风寒;其或天气暴热,则风中遂夹热气,有感之者是为风热。”

《类证治裁·伤风》:“惟其人卫气有疏密,感冒有浅深,故见症有轻重。……凡体实者,春夏治以辛凉,秋冬治以辛温,解其肌表,风从汗散;体虚者,固其卫气,兼解风邪,恐专行发散,汗多亡阳也。”

《证治汇补·伤风》:“如虚入伤风,屡感屡发,形气病气俱虚者,又当补中,而佐以和解,倘专泥发散,恐脾气益虚,腠理益疏,邪乘虚入,病反增剧也。”

十二、医案举例

王某,男,3岁,1960年3月3日初诊。主诉:患儿昨晚起发热,体温38.6℃,伴咳嗽、打喷嚏、流涕,大便干,小便黄。诊查:全身皮肤遍起红疹,舌边尖红、苔薄白而干,脉象浮数。辨证:温邪犯肺,肺气不宜,郁热波及营血,外发成疹。治法:辛凉解表,宣肺透疹。方用银翘散加减:银花10g,连翘10g,薄荷5g,豆豉6g,牛蒡子10g,桔梗5g,竹叶6g,芦根15g,浮萍6g。随访:服上药两剂后,热退疹消而愈。

按:风温发疹,多因热邪内郁,侵入营血所致。疹小色红高出皮肤,与斑鲜红成片隐于肌内有所不同。本例系风温之邪侵袭肺卫,热蕴肌肤,肺卫失宣,故发热、咳嗽、喷嚏;表邪不解,热入血络,外发皮肤而见遍体红疹。根据《内经》“风淫于内,治以辛凉”及疹当清透的治疗原则,治以辛凉解表,宣肺透疹。方用牛蒡子、薄荷、浮萍、桔梗辛凉宣肺透疹,银花、连翘清热解毒,豆豉、竹叶除胸中烦热,配芦根清热生津,从而使温邪得清,肺气得平,波及营分之热亦除而病告痊愈。

第六节 胸 闷

一、概念

胸闷又称“胸痹”，是指以胸部闷痛，甚则胸痛彻背，喘息不得卧倒为主症的一种疾病，轻者仅感胸闷如窒，呼吸欠畅，重者则有胸痛，严重者心痛彻背，背痛彻心。亚健康状态的胸痹应排除心脏器质性病变。

二、病因病机

胸痹的主要病机为心脉痹阻，病位在于心，涉及肝、脾、肾、肺等脏。心、肝、脾、肾、肺气血阴阳不足，心脉失养，不荣则痛，气滞、血瘀、寒凝、痰湿等痹阻心脉，不通则痛。

1. 寒邪内侵

素体阳虚，胸阳不振→阴寒之邪乘虚而入→寒凝气滞，寒邪伤阳→胸阳不展，血行不畅→痹阻胸阳→胸痹。本病常因阳虚感寒而发作，如天气变化、骤遇寒冷而卒发。

2. 饮食失调

过食膏粱厚味，嗜好烟酒→损伤脾胃→运化失健→湿邪入侵→痰浊→上犯心胸，阻遏心阳→胸阳不展，气机不畅→心脉痹阻→胸痹；痰浊痹阻，留恋日久→痰阻血瘀，痰瘀互结→胸痹阻遏；嗜食辛辣醇酒厚味→湿热内蕴→湿郁成痰，热郁化火→痰火犯于心胸→心阳被阻，发为胸痹。

3. 情志失调

忧思伤脾,脾失健运→津液不布→痰浊;郁怒伤肝,肝失疏泄→肝郁气滞→气郁化火→灼津为痰→气滞痰阻→血行不畅→气滞血瘀,或痰瘀交阻→胸阳不运,心脉痹阻→不通则痛。因肝气通于心气,肝气滞则心气乏,故七情太过,是致病的常见原因。

4. 劳倦内伤

劳倦、久病→脾胃虚弱,运化失职→气血亏虚→心脉失养→拘急而痛;积劳伤阳→心肾阳虚→鼓动无力→胸阳不展,阴寒内侵→血脉不畅→胸痹。

体力劳动、运动、脑力劳动均可诱发:如走急路、上楼梯、上坡路出现胸痛是典型的劳力型心绞痛,疼痛常发生于劳力当时,且常在停止劳动后很快消失。

5. 年迈体虚

年老→肾气自半,精血渐亏→肾阳虚衰→不能鼓动五脏之阳→心气不足,或心阳不振→血脉失于温运→痹阻不畅→胸痹;肾阴亏虚→不能濡养五脏之阴→水不涵木,不能上济于心→心肝火旺,心阴耗伤→心脉失于濡养→胸痹;心阴不足→心火炽盛→下灼肾水→进一步耗伤肾阴,心肾阳虚→痰饮乘于阳位→阻滞心脉。

以上诸虚→因虚致实:寒凝、气滞、血瘀、痰浊→胸阳失运,心脉阻滞→胸痹。

三、中药辨证论治

1. 心血瘀阻

症状:血行瘀滞,胸阳痹阻,心脉不畅致心胸疼痛,如刺如绞,痛有定处,入夜为甚,甚则心痛彻背,背痛彻心,或痛引肩背，伴有胸闷，日久不愈，可因暴怒、劳累加剧。舌质紫暗、有瘀斑、苔薄，脉弦涩。

治法：活血化瘀，通脉止痛。

方药：血府逐瘀汤加减。

药物组成：桃仁12g，红花10g，当归10g，生地黄10g，川芎10g，赤芍10g，牛膝10g，枳壳6g，桔梗6g，柴胡2g，甘草2g。

2. 气滞心胸

症状：肝失疏泄，气机瘀滞，心脉不合致心胸满闷，隐痛阵发，痛有定处，时欲太息，遇情志不遂时容易诱发或加重，或兼有脘腹胀闷，苔薄或薄腻，脉细弦。

治法：疏肝理气，活血通络。

方药：柴胡疏肝散加减。

药物组成：柴胡6g，陈皮6g，川芎5g，芍药5g，枳壳5g，香附5g，炙甘草3g。

3. 痰浊闭阻

症状：痰浊盘踞，胸阳失展，气机痹阻，脉络阻滞致胸闷重而心痛微，痰多气短，肢体沉重，形体肥胖，遇阴雨天易发作或加重，伴有倦怠乏力，纳呆便溏，咳吐痰涎，舌体胖大且边有齿痕、苔浊腻或白滑，脉滑。

治法：通阳泄浊，豁痰宣痹。

方药：瓜蒌薤白半夏汤合涤痰汤加减。

药物组成：瓜蒌10g，薤白10g，半夏10g，胆南星10g，竹茹15g，人参10g，茯苓20g，石菖蒲10g，陈皮10g，枳实10g，甘草10g。

4. 寒凝心脉

症状：素体阳虚，阴寒凝滞，气血痹阻，心阳不振见卒然心痛如绞，心痛彻背，喘息不得平卧，多因气候骤冷或突感风寒而发病或加重，伴形冷，甚至手足不温，冷汗不出，胸闷气短，心悸，脸色苍白，苔薄白，脉沉紧或沉细。

治法：温经散寒，宣通心阳。

方药：枳实薤白桂枝汤合当归四逆汤加减。

药物组成：桂枝6g，细辛3g，薤白9g，瓜蒌12g，当归12g，甘草6g，枳实12g，厚朴12g，通草6g。

5. 气阴两虚

症状：心气不足，阴血亏耗，血行瘀滞致心胸隐痛，时作时休，心悸气短，动则益甚，伴倦怠无力，声息低微，面色㿠白，易汗出，舌质绛红，舌体胖而边有齿痕、薄白，脉虚细缓或结代。

治法：益气养阴，活血通脉。

方药：生脉散合人参养荣汤加减。

药物组成：人参15g，黄芪30g，麦冬12g，五味子6g，丹参、当归各12g，玉竹9g等。

6. 心肾阴虚

症状：水不济火，虚热内灼，心失所养，血脉不畅致心痛憋闷、心悸盗汗，虚烦不寐，腰膝酸软，头晕耳鸣，口干便秘，舌红少津、苔薄或剥，脉细数或促代。

治法：滋阴清火，养心和络。

方药：天王补心丹合炙甘草汤加减。

药物组成：生地黄12g，玄参5g，麦冬9g，人参9g，茯苓5g，炙甘草9g，柏子仁9g，五味子5g，远志5g，酸枣仁9g，丹参5g，当归9g，白芍5g，阿胶9g。

7. 心肾阳虚

症状：阳气虚衰，胸阳不振，气机痹阻，血行瘀滞致心悸而痛，胸闷气短，动则而甚，自汗，面色㿠白，神倦怯冷，四肢欠温或肿胀，舌质淡胖、边有齿痕、苔白或腻，脉沉细迟。

治法：温补阳气，振奋心阳。

方药：参附汤和右归饮加减。

药物组成：人参 5g，附子 5g，肉桂 6g，炙甘草 9g，山茱萸 9g，熟地黄 9g，仙灵脾 12g，补骨脂 12g。

四、药膳

1. 参麦大枣粥

组成：人参 6g，麦冬 12g，大枣 10 枚，粳米 50～100g。

制法用法：将人参、麦冬、大枣、粳米一同入锅煮粥，啜之。

功效应用：补气益心，滋阴养血。

方解：方中人参大补元气，养血生津；麦冬养阴益胃；大枣益气养血安神。适用于气阴两虚导致的胸闷气短，动则益甚，倦怠乏力，面色㿠白者。

2. 瓜蒌饮

组成：瓜蒌皮 10g。

制法用法：将瓜蒌皮入开水泡茶，以茶代饮。每日 3～5 次。

功效应用：清热化痰，宽胸散结。

方解：瓜蒌既能清化痰热，又能宽胸散结，单用即有效。治疗痰热结胸，胸膈痞满，按之则痛者，可再加黄连、半夏。如以血瘀为主者，加桃仁、红花。

五、针刺疗法

选择心俞、巨阙、膻中、内关、厥阴俞、神门、郄门等穴。以标实为主时行泻法,以本虚为主时行补法并可加灸。要求有酸、麻、胀、沉、走窜等得气感,并留针 20 分钟。每日 1 次,10 ~ 12 日为 1 个疗程。疗程间休息 3 ~ 5 日,一般观察 3 个疗程。

六、穴位贴敷

(1)通心膏(徐长卿、当归、丹参、王不留行、鸡血藤、葛根、延胡索、红花、川芎、桃仁、姜黄、郁金、参三七、血竭、椿皮、穿山甲、乳香、没药、樟脑、冰片、木香、人工麝香、硫酸镁、透骨草)。敷心俞、厥阴俞或膻中。

(2)取伤湿止痛膏,撒七厘散少许散其上,敷贴膻中、鸠尾穴。每日 1 次,连用 2 周。

七、拔罐法

(1)饮食停滞:中脘、下脘、内关、足三里。患者取仰卧位,用中口径火罐吸拔诸穴 10 ~ 15 分钟,每日 1 次。

(2)痰湿阻滞:中脘、膻中、内关、足三里。患者取仰卧位,先针刺膻中穴,然后再选用中口径火罐吸拔诸穴 10 ~ 15 分钟,每日 1 次。

(3)肝气郁滞:上脘、内关、足三里、阴陵泉。取仰卧位,先针刺阴陵泉,再选用中口径火罐吸拔诸穴 10 ~ 15 分钟,每日 1 次。

(4)脾胃虚弱:脾俞、中脘、内关、章门、气海、足三里。取坐位,选用中口径火罐吸拔诸穴 10 ~ 15 分钟,每日 1 次。

八、按摩疗法

患者取俯卧位,医者双手掌左右分推背部 2 分钟。

叠掌按揉或用擦法在足太阳经内侧线肝俞至三焦俞一段施术3分钟。双拇指按揉右肝俞、右胆俞,揉按交替,按压沉稳,反复操作3分钟。然后换仰卧位,医者用一指禅推法从膻中穴起沿任脉向下至关元,单向施术3分钟。然后拇指按揉膻中、上脘、中脘、下脘、气海各2分钟。然后拇指按揉双阳陵泉、绝骨、太冲穴各2分钟。本法适用于肝气郁结型。

九、预防保健

(1)注意调摄精神,避免情绪波动。防治本病必须高度重视精神调摄,避免过于激动或喜怒忧思无度,保持心情平静愉快。

(2)注意生活起居,寒温适宜。本病的诱发或发生与气候异常变化有关,故要避免寒冷,居处除保持安静、通风,还要注意寒温适宜。

(3)注意饮食调节。中医认为,过食膏粱厚味易于产生痰浊,阻塞经络,影响气的正常运行,而发本病。故饮食宜清淡低盐,食勿过饱。多吃水果及富含纤维素食物,保持大便通畅。另外烟酒等刺激之品,有碍脏腑功能,应禁止。

(4)注意劳逸结合,坚持适当活动。发作期患者应立即卧床休息,缓解期要注意适当休息,保证充足的睡眠,坚持做些力所能及的活动,做到动中有静。

(5)加强护理及监护。发病时应加强巡视,密切观察舌、脉、体温、呼吸、血压及精神情志的变化,必要时给予吸氧、心电监护及保持静脉通道通畅,并做好抢救准备。

十、文献摘要

《素问·痹论》:“心痹者,脉不通,烦则心下鼓,暴上气而喘。”

《素问·调经论》:“寒气积于胸中而不泻,不泻则温气去,寒独留则血凝泣,凝则脉不通。”

《难经·六十难》:“其五脏气相干,名厥心痛;其痛甚,但在心,手足青者,即名真心痛。其真心痛者,旦发夕死,夕发旦死。”

《金匮要略·胸痹心痛短气病脉证治》:“胸痹,心中痞气,气结在胸,胸满,胁下逆抢心,枳实薤白桂枝汤主之;人参汤亦主之。”“心痛彻背,背痛彻心,乌头赤石脂丸主之。”“胸痹之病,喘息咳唾,胸背痛,短气,寸口脉沉而迟,关上紧数,瓜蒌薤白白酒汤主之。”“胸痹不得卧,心痛彻背者,瓜蒌薤白半夏汤主之。”

《诸病源候论·心病候》:“心为诸脏之主,其正经不可伤,伤之而痛者,则朝发夕死,夕发朝死,不暇展治。其久心痛者,是心之支别络,为风邪冷热所乘痛也,故成疹,不死,发作有时,经久不瘥也。”

《类证治裁·胸痹》:“胸痹胸中阳微不运,久则阴乘阳位而为痹结也,其症胸满喘息,短气不利,痛引心背,由胸中阳气不舒,浊阴得以上逆,而阻其升降,甚则气结咳唾,胸痛彻背。夫诸阳受气于胸中,必胸次空旷,而后清气转运,布息展舒,胸痹之脉,阳微阴弦,阳微知在上焦,阴弦则为心痛。《金匮要略》《千金方》均以通阳主治也。”

十一、医案举例

患者，男，48岁，1980年10月25日初诊。患者因过劳，左侧胸部剧烈疼痛5小时，伴肩背痛及左侧小指疼痛，气短，喘促，面色青紫，四肢不温，舌质黯淡，脉沉涩。心电图示：下壁心肌梗死。辨证为心脉瘀阻，阴寒凝滞，治当活血化瘀，辛温通阳。急用冠心苏合丸含服，并用丹参饮合瓜蒌薤白桂枝汤加味：丹参15g，檀香10g，砂仁6g，瓜蒌15g，薤白10g，枳实10g，桂枝10g，制附子15g，红参10g。每日1剂，水煎服。上方服3剂后，疼痛减轻，胸部仍闷胀，活动后气短，出汗多，舌质转淡，脉沉弦无力。药已中病，复用前方减制附子量为10g，去枳实、桂枝，加黄芪15g。继服15剂后，疼痛消失，但感倦怠乏力，饮食欠佳，心前区不适，舌淡、有齿痕，脉沉细，乃心脾两虚之证，以归脾汤半个月收功。

按：阳微阴盛，痹结在胸。胸中者，清阳之地，心肺居之，心主血，肺主气，血为荣，气为卫，荣卫相随，经络通行；卫为阳，荣为阴，卫主温煦，荣主润濡，故上焦开发则营卫通行，清阳充盛则膻中以明。夫阳一虚，营卫不行，胸阳失宣，阴即乘之，气机郁滞，血行不畅；乱于胸中则痹，逆于脘腹则胀，遂令痛胀并作。胸为气海，巨阳所寄。今浊阴上泛，窒塞有加，致清廓之区为云雾之乡，故急则治其标，先解其围，投冠心苏合、丹参饮等，用辛以开胸痹，用温以行阳气，阳得化，气得运，血得行，瘀得散。又心主血而藏神，脾生血而藏意，君主赖仓廪资养，脾阳靠神明主宰，治标之法，已达病所，其痹虽解，然虚象外露，究其化源不足，心无所养，是以心脾两虚之证作矣；心气不足则惊悸、怔忡，脾气虚弱则倦怠乏力，故缓则治本，双解心脾，宜归脾汤。

第七节　汗　证

一、概念

汗证是指由于阴阳失调，腠理不固，而致汗液外泄失常的病症。其中，不因外界环境因素的影响，而白昼时汗出，动辄益甚者，称为自汗；寐中汗出，醒来自止者，称为盗汗，亦称为寝汗。

二、病因病机

汗证的发病病因是多元复杂的，一般来说，自汗属于气虚、阳虚，但也有属于阴虚的情况。正如《景岳全书·汗证》中云："自汗、盗汗亦有阴阳之证，不得谓自汗必属阳虚，盗汗必属阴虚。"因此，在临床上见汗证时，要把握病机，各司其属，辨其阴阳，以制其方，才能得心应手，桴鼓相应。

1. 肺气不足

素体薄弱，病后体虚，或久患咳喘，耗伤肺气，肺与皮毛相表里，肺气不足之人，肌表疏松，表虚不固，腠理开泄而致自汗。

2. 营卫不和

由于体内阴阳的偏盛偏衰，或表虚之人微受风邪，导致营卫不和，卫外失司，而致汗出。

3. 心血不足

思虑太过，损伤心脾，或血证之后，血虚失养，均可导致心血不足。因汗为心之液，血不养心，汗液外泄太过，引起自汗或盗汗。

4. 阴虚火旺

烦劳过度,亡血失精,或邪热耗阴,以致阴精亏虚,虚火内生,阴津被扰,不能自藏而外泄,导致盗汗或自汗。

5. 邪热郁蒸

由于情志不舒,肝气郁结,肝火偏旺,或嗜食辛辣厚味,或素体湿热偏盛,以致肝火或湿热内盛,邪热郁蒸,津液外泄而致汗出增多。

三、中药辨证论治

1. 肺卫不固

症状:汗出恶风,稍劳累汗出尤甚,易于感冒,体倦乏力,面色少华,脉细弱,苔薄白。

治法:益气固表。

方药:玉屏风散加减。

药物组成:防风6g,黄芪12g,白术12g。

2. 营卫不和

症状:汗出恶风,周身酸楚,时寒时热,或表现半身、某局部出汗,苔薄白,脉缓。

治法:调和营卫。

方药:桂枝汤。

药物组成:桂枝9g,芍药9g,甘草6g,大枣9g,生姜9g。

3. 心血不足

症状:自汗或盗汗,心悸少寐,神疲气短,面色不华,舌质淡,脉细。

治法:补心养血。

方药:归脾汤加减。

药物组成:白术3g,人参3g,黄芪3g,当归3g,甘草1g,茯苓3g,远志3g,酸枣仁3g,木香1.5g,龙眼肉3g,生姜3g,大枣3g。

4. 阴虚火旺

症状:夜寐盗汗或有自汗,五心烦热,或兼午后潮热,两颧色红,口渴,舌红少苔,脉细数。

治法:滋阴降火。

方药:当归六黄汤加减。

药物组成:生地黄30g,黄芪(蜜炙)9g,白芍(炒)2g,白芷(盐水炒黑)9g,炙甘草(黑)5g,当归9g,阿胶(麸炒)9g,黄芩5g,浮小麦9g。

5. 邪热郁蒸

症状:蒸蒸汗出,汗液易使衣服黄染,面赤烘热,烦躁,口苦,小便色黄,舌苔薄黄,脉象弦数。

治法:清肝泄热,化湿和营。

方药:龙胆泻肝汤加减。

药物组成:龙胆草9g,焦栀9g,柴胡9g,黄芩9g,生地黄9g,泽泻12g,当归12g,白木通9g,甘草6g,银花50g,连翘15g,板蓝根15g。

四、药膳

1. 龙眼参麦茶

组成:龙眼肉15g,西洋参5g,浮小麦30g。

制法用法:将龙眼肉、西洋参、浮小麦共入锅中,加适量水煮茶。每日上、下午分服。

功效应用:益气养阴敛汗。

方解:西洋参益气养阴,清火生津。龙眼肉性温,味甘,补益心脾,养血安神。龙眼肉和西洋参相伍"大补气血,力胜参芪"。浮小麦性凉,味甘,益气敛汗除内热。诸药合用疗效甚佳。

2. 红枣乌梅汤

组成:红枣 15 枚,乌梅 10 枚。

制法用法:将红枣、乌梅洗净,水煎服,每日 1 剂。

功效应用:益气敛阴止汗。

方解:红枣补中益气,养血安神。乌梅生津止渴,滋阴敛汗。

3. 党芪五味炖猪心

组成:党参 15g,黄芪 10g,五味子 4g,猪心 1 个。

制法用法:将猪心剪开,切掉白色部分,洗净,切成薄片。然后将党参、黄芪、五味子一起入锅,慢火炖熟。吃肉喝汤。

功效应用:补血益气,固表止汗。

方解:党参益气生津,养血。黄芪补气升阳,益卫固表。五味子生津敛汗。猪心是血肉有情之品,补虚,养心补血。

使用注意:猪心通常有股异味,如果处理不好,菜肴的味道就会大打折扣。可在买回猪心后,立即在少量面粉中"滚"一下,放置 1 小时左右,然后再用清水洗净,这样烹出来的猪心味美纯正。

4. 桑葚茶

组成:桑葚子 20g,五味子 15g,糯稻根 45g。

制法用法:将桑葚子、五味子、糯稻根共入锅中,煎水代茶饮。

功效:养阴止汗。

方解:桑葚子味甘酸,善滋阴补血,生津润燥。五味子敛肺气,滋肾阴,善生津敛汗。糯稻根味甘,性平,善止虚汗。三药共奏养阴止汗之效。

五、针刺疗法

方法一:主穴,夹脊穴(颈3~5)、间使穴、三阴交穴,配阴郄、复溜、太冲、内关等穴,交替使用。毫针刺,补虚泻实。每日1次,留针30分钟,6次为1个疗程。

方法二:肺卫不固,风池、风门、肺俞、曲池、外关、合谷。阴虚火旺,心俞、膈俞、肾俞、命门、气海、关元、足三里、三阴交、阴郄、太冲。毫针刺,补虚泻实。每日1次,留针30分钟,6次为1个疗程。

六、穴位贴敷

方法一:将五倍子、龙骨、郁金按 2∶1∶1 碾粉备用。随机用药,睡前将神阙穴及膻中穴擦净,再将药粉与陈醋调成泥团敷于神阙穴及膻中穴,然后用胶布固定,每次敷6~12小时,一日1次,5次为1个疗程。

方法二:将黄芪、党参、五味子、煅牡蛎、浮小麦、麻黄根按比例进行调配后磨成药粉备用。使用时先将神阙穴擦净,再将药粉与陈醋调成药饼,对准穴位贴敷,再予以胶布固定,睡前敷上至次日晨起去除,每日1次,7次为1个疗程。

七、拔罐法

主穴:胃俞、脾俞、足三里、三阴交、肺俞。以气虚为主者,加关元、气海。以肝郁气滞为主者,可加肝俞、太冲。对于营卫不和者,可加中府、尺泽、太渊等穴。取中号火罐吸拔,留罐15分钟,每日1次,6次为1个疗程。

八、按摩疗法

先取坐位:双掌自上而下,快速推摩两胁内,点放双侧带脉,提拿叩击肩井。再取仰卧位:在两胁内分别做推、擦、摩等手法,点按膻中,开三门,拇指揉章门、期门,揉补关元,提拿腹部任脉路线(从巨阙到曲骨)。分别在双下肢外侧做推、擦、揉,拇指拨揉腿外侧、胃经路线和胆经路线。点足三里、阳陵泉、丰隆,在对侧小腿内侧三阴经路线行推、擦、揉、搓等手法,点按太溪、三阴交、中都、阴陵泉、曲泉等穴。最后取俯卧位:在背部沿膀胱经路线自上而下,行推、揉、擦、拇指拨揉等手法,点按肺俞、肝俞、胆俞、脾俞、胃俞、肾俞。

九、预防保健

(1)在药物治疗的同时,应加强体育锻炼,增强身体素质,养成有规律的生活习惯,注意劳逸结合,不可劳累过度。

(2)在饮食方面,要摸索出与自己的病症有利或有弊的饮食宜忌规律,进行最适合自己的食疗调养。古人说:“药补不如食补。”自汗者宜吃鸡、鸭、鱼、蛋、山药、扁豆、羊肉、桂圆、狗肉等;盗汗者宜吃鱼、甲鱼、乌龟、猪肝、白木耳、菠菜、白菜等。如属阴虚、血热及阴虚火旺的患者,自汗者不宜吃生冷的瓜菜,少吃凉拌的菜肴;盗汗者不宜吃辛辣的食品,尽量少饮或不饮酒。如属阴虚、血热及阴虚火旺的患者，应禁食辛辣动火食物，切勿饮酒，并多食一些育阴清热的新鲜蔬菜等，以使汗腺的分泌功能在机体健康的基础上得到恢复。

(3)重症盗汗且长期卧床的患者，家属应特别注意加强护理，避免发生褥疮。还要注意观察患者的面色、神志、出汗量多少，如有特殊改变要及时向医生报告。

(4)在条件允许时，适当调节一下居住环境的温度与湿度，如阴虚血热者的居住环境就应稍偏凉一些等。

(5)汗出之时，腠理空虚，易于感受外邪，故当避风寒，以防感冒。汗出之后，应及时用干毛巾将汗擦干。出汗多者，需经常更换内衣，并注意保持衣服、卧具干燥清洁。患者的被褥、铺板、睡衣等，应经常拆洗或晾晒，以保持干燥，并应经常洗澡，以减少汗液对皮肤的刺激。

(6)多饮水，保持体内的正常液体量。

十、文献摘要

《丹溪心法》："盗汗属血虚。"

《素问·宣明五气》："五藏化液，心为汗。"

《灵枢·决气》："腠理发泄，汗出溱溱，是谓津。"

《灵枢·营卫生会》："夺血者无汗，夺汗者无血。"

《素问·藏气法时论》："肾病者……寝汗出，憎风。"

《素问·脉要精微论》："肺脉，……其软而散者，当病灌汗。"

《金匮要略·血痹虚劳病脉证并治》："男子平人；脉虚弱细微者，喜盗汗也。"

《明医指掌·自汗盗汗心汗证》："盗汗者，睡而出，觉而收，如寇盗然，故以名之。"

《医学心悟·自汗盗汗》:“其盗汗症,伤寒邪客少阳则有之,外此悉数阴虚”。

《医碥·汗》:“汗者,水也,肾之所主也。内藏则为液,上升则为津,下降则为尿,外泄则为汗。”

《济生方·诸汗门》:“人之气血,应乎阴阳,和则平,偏则病。阴虚阳必凑,故发热自汗;阳虚阴必乘,故发厥、自汗。又况伤风、中暑、伤湿、喜怒、惊悸、房室、虚劳、历节、肠痈、痰饮、产褥等病,皆能致之。”

《医学正传·汗证》:“若夫自汗与盗汗者,病似而实不同也。其自汗者,无时而濈濈然出,动则为甚,属阳虚,胃气之所司也;盗汗者,寝中而通身如浴,觉来方知,属阴虚,营血之所主也。大抵自汗宜补阳调卫,盗汗宜补阴降火。”

《医林改错》:“竟有用补气、固表、滋阴、降火,服之不效,而反加重者,不知血瘀亦令人自汗、盗汗,用血府逐瘀汤。”

十一、医案举例

1. 自汗

患者,女,53岁,退休,2012年7月4日初诊。主因全身汗出。现症:失眠,入睡困难,或易醒梦多,口干而欲饮。舌尖红、苔薄白,舌根部苔黄腻,脉弦而沉。

中医诊断:自汗。

治法:益气滋阴,固表敛汗。

方药:玉屏风散加减。

药物组成:炙黄芪30g,麸炒白术10g,防风10g,桂枝10g,党参15g,醋五味子10g,细辛3g,浮小麦10g,麻黄根

10g,煅龙骨30g,煅牡蛎30g,诃子10g,盐补骨脂10g,骨碎补10g,生杜仲10g,续断15g,桑寄生15g。7剂,颗粒免煎。全方有补肺养阴,固涩敛汗功效。

二诊:2012年7月11日,诉自汗明显减轻,舌淡红、苔薄白,舌根部苔黄腻,脉弦而沉,去防风10g,加徐长卿20g,川芎10g。7剂,颗粒免煎。

三诊:自汗已愈。

按:患者为中年女性,时时自汗,自汗明显打湿衣衫,动则尤甚,西医诊断为围绝经期综合征。杨惠民老师认为,患者肺气不足,表虚失固,营卫不和,为肺卫不固证,遂以玉屏风散加减以益气滋阴、固表止汗,加用麻黄根、浮小麦等加强敛汗功效。二诊肺卫不固证减轻,自汗已无打湿衣衫,考虑前方有效,略微调方,在前方益气滋阴功效上增强活血行气之用,使全身之气补而不泻,留而不滞。三诊可见肺卫调和,腠理已固,自汗症状消失。

2. 盗汗

郑某,男,43岁,1999年5月初诊。面色不华,两颊略红,口渴,每夜盗汗如洗,心烦易怒。原有肺结核病史,今已钙化,纳差,舌红无苔,脉细数。

按:此属阴虚火旺之盗汗,用当归六黄汤加煅牡蛎、浮小麦,水煎服,5剂后汗止,余症亦减。方中生地黄、熟地黄、当归滋阴养血;三黄苦寒清热,泻火暖阴;黄芪固表;煅牡蛎、浮小麦固涩敛汗。

第八节　纳　差

一、概念

纳差，简单地讲就是吃饭不太好。在中医范畴中归属于脾胃病，由多种原因导致。如伤食引起，常表现为嗳吐酸腐之气；如湿阻引起，常表现为胃脘胀闷、舌苔白腻；如消化功能低下引起，中医称为脾胃虚弱，临床除见到纳食减少外，还伴有食后腹胀、面色萎黄、气短懒言、大便溏稀等症状。

二、病因病机

1. 感受时邪

脾胃为后天之本，担负着受纳、腐熟、运化、消化吸收的繁重任务。若因感受风寒之邪，风寒之邪客胃，使胃之受纳功能受损；或因感受暑热时邪，热邪入胃，胃气受损，亦可使胃之消化吸收功能障碍；特别是感受湿邪，湿性黏腻，最易伤害人体脾胃之消化吸收功能，同时脾主湿而恶湿，湿多则能郁遏脾阳，使脾运受损，胃气不开则不思饮食。

2. 饮食所伤

正常人体饮食有节，起居有常，不妄作劳，则能形与神俱。若生活起居有逆生理，或过食甘肥厚腻，以酒为浆，以妄为常，醇酒甘肥过度，伐伤脾胃，使胃气受伤，则胃气不能主腐熟，纳消之能，则不思饮食。

3. 脾胃虚弱

脾胃为后天之本，中运之轴，陈修园说“中央健，四旁如”,讲的就是脾胃功能健旺。胃气受损,则恶闻食臭,导致纳差。胃中元气盛,则能食而不伤,过时而不饥,脾胃俱旺,则能食而肥,脾胃俱衰,则不能食而瘦。

4. 肾阳虚衰

肾为先天之本,为人体生命之根,是人体一切动力的源泉,特别是命门之火,能化生万物,火能生土,对脾胃消化腐熟食物起到了至关重要的作用。肾阳虚衰,则命门之火不能生化脾土,可导致脾胃功能虚弱,而致不能饮食。

三、中药辨证论治

1. 感受寒邪

症状:外感寒邪,胃脘痞胀,隐痛,嗳气吐清水,大便溏薄,食少纳呆,泛恶欲吐,脘腹胀闷,腹痛肠鸣,或头重如裹,身重或肿,畏寒肢冷,或身目黄而晦暗,舌胖、苔薄白,脉紧。

治法:散寒温中,和胃进食。

方药:藿香正气散加减。

药物组成:大腹皮30g,白芷30g,紫苏30g,茯苓30g,半夏曲60g,白术60g,陈皮60g,厚朴60g,桔梗60g,藿香90g,炙甘草75g。

2. 湿浊犯胃

症状:脘中痞闷,身重乏力,思睡昏重,倦怠懒言,口甘黏腻,不思饮食,舌苔白腻,脉濡。

治法:芳香化浊。

方药:神术散合藿香正气散加减。

药物组成:苍术(米泔浸一宿,切,焙)150g,藁本(去土)、香白芷、细辛(去叶、土)、羌活(去芦)、川芎、甘草(炙)各30g,藿香80g,紫苏叶20g,半夏20g,厚朴50g,陈皮50g,茯苓20g。

3. 饮食所伤

症状:过食甘肥油腻及醇酒厚味之品,脘腹发胀,纳呆,恶食,嗳气酸腐,呕吐食臭,大便秘结或不畅,厌油腻,恶心欲吐,心烦,全不思食,见食物则恶心,苔黄腻,脉滑而数。

治法:消食导滞。

方药:保和丸加味。

药物组成:白术(麸炒)36g,茯苓36g,陈皮72g,厚朴(姜炙)36g,枳实36g,枳壳(麸炒)36g,香附(醋炙)36g,山楂(炒)36g,六神曲(麸炒)36g,麦芽(炒)36g,法半夏9g。

4. 肝气犯胃

症状:不思饮食,嗳气频作,两胁苦满,胸胁胀闷或胀痛,精神抑郁,烦躁易怒,脉弦。

治法:疏肝和胃。

方药:舒肝和胃丸加减。

药物组成:香附(醋制)45g,白芍45g,佛手150g,木香45g,郁金45g,白术(炒)60g,陈皮75g,柴胡15g,广藿香30g,炙甘草15g,莱菔子45g,槟榔(炒焦)45g,乌药45g。

5. 脾胃虚弱

症状:面色黄白少华,肌瘦不荣,胃纳欠佳,食欲减退,多纳则饱胀,嗳气时作,大便溏薄,或有闻食则恶心欲吐者,苔薄白,脉沉弱无力。

治法:健脾和胃。

方药:异功散合参苓白术散加减。

药物组成：人参（切，去顶）、茯苓（去皮）、白术、陈皮（锉）、甘草各6g，扁豆9g，山药12g，薏苡仁12g，砂仁5g，黄连5g，莲子肉9g，甘草6g，大枣6枚。

6. 胃阴不足

症状：饥不欲食，口渴喜饮，唇红干燥，脘痛嘈杂，大便干结，或五心烦热，小便黄赤短少，舌红少津、少苔，脉细数。

治法：益胃养阴。

方药：养胃汤加减。

药物组成：党参20g，白术、枳壳、香附、木香、白芍各12g，红花、炙甘草各6g，三七5g。

7. 肾阳虚衰

症状：不思饮食伴有五更泄泻，身冷畏寒，手足厥冷，面色黄白不华，口淡无味，口泛清水，舌淡、苔薄白，脉沉弱无力。

治法：温补肾阳。

方药：金贵肾气丸加减。

药物组成：干生地黄24g，山药15g，茯苓10g，山萸肉10g，牡丹皮6g，泽泻6g，制附片3g，川牛膝10g，菟丝子12g，炙甘草5g。

四、药膳

1. 白术薏苡饭

组成：炒白术25g，薏苡仁、粳米各50g，炒枳壳15g，荷叶1张，油、盐少许。

制法用法：先将米蒸熟。然后将荷叶铺于蒸笼上，在荷叶上放药物，再放上米饭，加油盐，同蒸30分钟即可。

服食米饭及薏苡仁。

功效应用:补气健脾,开胃消食,化湿利水。适用于脾虚失运,食少纳呆及脾虚水肿等症。

方解:方中白术补气健脾,燥湿利水。薏苡仁利水渗湿健脾。炒枳壳理气宽中,行滞消胀。诸药合用共奏健脾补气,燥湿利水之功。

2. 参枣米饭

组成:党参10g,大枣30g,糯米250g,白糖50g。

制法用法:将党参、大枣放入砂锅内,加水泡发后煎煮30分钟左右,捞出党参和大枣,药液备用。将糯米洗干净,放在大瓷碗中,加水适量,蒸熟后扣在盘中,将党参和大枣摆在米饭上。将药液加白糖煎成浓汁后浇在枣饭上即成。可作早餐食用。

功效应用:健脾益气。适用于体虚气弱,乏力倦怠引起的食欲减退者。

方解:方中党参补中益气,养血生血。大枣益气健脾,养血安神。糯米温补脾胃。白糖即调味道,又味甘补脾之气。

五、针刺疗法

主穴:中脘、内关、足三里。食滞配梁门、天枢。肝气郁滞配太冲。脾胃虚寒配脾俞、胃俞。毫针刺,补虚泻实。每日1次,留针30分钟,6次为1个疗程。

六、穴位贴敷

饮食所伤:枳实6g,山楂(炒)6g,六神曲(麸炒)6g,麦芽(炒)6g。

肝气犯胃：香附（醋制）5g，佛手15g，白术（炒）6g，莱菔子5g。

脾胃虚弱：人参（切，去顶）、茯苓（去皮）、白术各6g。将药物研末，用时以醋调敷于神阙穴，用胶布固定。睡前敷上，晨起取下。每日1次，5次为1个疗程。

七、拔罐法

脾胃虚弱：脾俞、中脘、足三里、关元、内关。先取坐位，选用中口径火罐吸拔脾俞、中脘、足三里、内关穴10～15分钟，然后取仰卧位，中口径火罐吸拔关元穴10～15分钟。每日1次。

饮食停滞：中脘、下脘、内关、足三里。取仰卧位，选用中口径火罐吸拔诸穴10～15分钟，每日1次。

肝气犯胃：上脘、内关、足三里、期门、肝俞、阴陵泉。取坐位，先针刺阴陵泉，再选用中口径火罐吸拔诸穴10～15分钟，每日1次。

痰湿中阻：中脘、膻中、内关、足三里、丰隆。取坐位，先针刺膻中，再选用中口径火罐吸拔剩余诸穴10～15分钟，每日1次。

八、按摩疗法

（1）一手掌心与另一手手背重叠，将掌心紧贴上腹部，适当用力做顺时针方向的环形摩动0.5～1分钟，以上腹部有温热感为佳。

（2）将左手拇指沿着右手拇指外侧边缘，向指根方向直推100次（方向一定不能错）。

（3）将一手的拇指指尖，按于另一手的合谷穴（位于手虎口间,略偏食指的凹陷处)上,由轻渐重地掐压0.5~1分钟,两手交替进行。

(4)右手半握拳,拇指微伸直,将拇指指腹放在中脘穴(肚脐正中往上大约四横指处)上,适当用力揉压0.5~1分钟。

(5)边按边揉足三里穴(膝盖外侧下方)、脾俞穴(第十一胸椎棘突旁开约一指)、胃俞穴(第十二胸椎棘突旁开约一指)各30次。

(6)在背后沿着脊柱按摩几次,然后从颈后开始自上而下捏脊柱后方的皮肤至尾骨;第二遍时,捏3下后将皮肤向上提1下,称为捏3提1法。以后交替进行,共7遍。

九、预防保健

1. 饮食均衡

不吃太辣的食物,适当保护脾胃。

2. 进行适当的体育运动

增强机体的免疫力。

3. 劳逸结合

不过度耗资身体。

十、文献摘要

《张氏医通·诸风门》:“若体倦神昏不语,脉迟缓,四肢欠温者,脾虚生风也。”

《证治准绳·幼科》:“小儿多涎,由脾气不足,不能四布津液而成。”

《儒门事亲》卷三:“食积,酸心腹满,大黄、牵牛之类,甚者礞石、巴豆。”

《杂病源流犀烛·积聚症瘕痃癖痞源流》:“食积,食物不能消化,成积痞闷也,宜青礞石、鸡内金、枳实、巴豆、香附,方用保和丸,连萝丸、佐脾丸。”

十一、医案举例

王某,男,18岁,2009年8月1日初诊。患者平素纳少,食多则胃胀,自觉食物常停滞不下,常倦怠乏力,大便多溏薄,舌质稍红、苔稍腐腻,脉沉稍滑。观其形体偏瘦,面色萎黄。处方:山楂10g,神曲10g,半夏10g,陈皮10g,茯苓10g,莱菔子10g,连翘10g,白术10g,党参10g。7剂,水煎服,日1剂。

二诊:纳少改善,胃胀减轻,上方7剂继服。

三诊:诸症明显改善,后用香砂六君子丸善后,服用约3个月而愈。

按:依据患者临床表现可辨证为脾虚兼食滞之症,偏瘦乃久病脾虚所致。方中党参、白术、茯苓健脾;半夏、陈皮和胃;砂仁醒脾助其运化;连翘清热散结;莱菔子、山楂、神曲化食消积。全方共奏健脾和胃化食之功效。方药对症,故二诊时症状改善。三诊时患者已无明显食滞症状。故改用香砂六君子丸善后,共治5个月而愈。

第九节　腹　胀

一、概念

腹胀是以腹部胀满为主要表现的疾病，又称腹满，自觉腹部发胀或痞满，而外无胀急之形的一种病症。腹胀病变部位主要在胃脘部以下的大腹部，可见于多种疾病，如急慢性胃炎、胃下垂、胃肠神经官能症、胃黏膜脱垂、慢性结肠炎、肝炎、肝硬化以及虫疾、肿瘤、骨折外科术后等疾病。

二、病因病机

1. 脾胃损伤

饮食不节、饥饱无度，或营养不良，均会损伤脾胃，使脾失健运，升降失节，气滞不能正常运行而致脘腹胀满。

2. 情志因素

由于娇惯小儿多有任性，所欲不遂，情志不舒畅，肝气因而郁结，气机失调，可致气急腹胀。

3. 湿热蕴结

夏秋季节外感湿热之邪，不得宣化，壅滞于中焦，气机郁阻，使脾胃升降功能失调，以致胸闷腹胀。

4. 中寒

小儿多食冷饮或衣被过薄，感受寒邪，寒邪直中脾胃，使脾阳不振，不能温化水湿，水谷精微物质不能输布，壅积于中焦而成腹胀。

此外，肝伤则气血凝滞，脉络阻塞，形成积聚。病久伤肾,肾阳不足,无以温养脾土,蒸化水湿,肾阴亏损,肝失滋养,均可导致腹胀。

三、中药辨证论治

1. 积滞作胀

症状:下腹胀最为明显,嗳气厌食,肠鸣泄泻,大便恶臭,苔垢浊,脉弦滑。

治法:消食导滞,通腑除胀。

方药:加味保和丸。

药物组成:白术 150g,陈皮(洗)90g,半夏(泡)90g,茯苓 90g,神曲(炒)90g,山楂肉 90g,连翘 60g,香附(醋炒)60g,厚朴(姜炒)60g,萝卜子 60g,枳实(炒)30g,麦芽(炒)30g,黄连(姜炒)30g,黄芩(酒炒)60g。

2. 气滞作胀

症状:生气后加重,嗳气或矢气后减轻,喜按,可伴两胁疼痛,舌苔薄白,脉象弦滑。

治法:疏肝解郁,行气消胀。

方药:健脾舒肝丸。

药物组成:党参 12g,炒白术 10g,炒苍术 10g,木香 10g,泽兰 15g,生牡蛎 15g,茵陈 15g,当归 12g,白芍 12g,香附 10g,佛手 10g,山楂 15g,王不留行 12g。

3. 湿困作胀

症状:持续性闷胀,不分昼夜、空腹用食后,伴有胸闷,四肢沉困乏力,大便黏滞不爽,小便不利,苔腻,脉沉滑。

治法:温振脾阳,芳化利湿。

方药:实脾饮加减。

药物组成:厚朴6g,白术6g,茯苓6g,木香6g,草果仁6g,大腹皮6g,熟附子6g,木瓜6g,甘草3g,干姜3g,大枣3枚,生姜5片。

4.腹水作胀

症状:腹胀以腹水为主,可伴腿肿,腹壁青筋显露,倦怠乏力,尿少短赤,随腹水消退腹胀得缓,苔白或腻,脉搏沉或濡。

治法:温阳利水。

方药:中满分消丸合茵陈蒿汤。

药物组成:茵陈3g,黄芩10g,黄连5g,山栀10g,半夏10g,厚朴10g,枳壳10g,茯苓10g,猪苓10g,泽泻10g,大黄10g。

四、药膳

1.砂仁粥

组成:砂仁6g,粳米50g。

制法用法:先煮粳米粥,临熟时入砂仁末,搅匀。

功效应用:行气温中,和胃醒脾。适用于腹胀食滞患者。

方解:根据历代医家用药经验,砂仁粥对胃痛腹痛,腹胀纳呆,消化不良、胎动不安等症,具有醒脾调胃,行气消食,止痛安胎的作用。

使用注意:方中大砂仁属温性药物,阴虚有热者忌服。

2.萝卜饼

组成:白萝卜250g,槟榔15g,面粉250g,猪瘦肉100g,姜、葱、盐、油各适量。

制法用法:白萝卜切丝,用菜油煸炒至五成熟,待用。肉剁细,加入萝卜丝、葱花、姜末,做成馅,加盐调味。槟榔煎水取汁30毫升,加水适量。将此水调和面粉,和成面团,填入馅,制成夹心烙饼,食之。

功效应用:理气健脾,消食化积。适用于脘腹胀闷而痛,食欲减退,消化不良者。

方解:方中白萝卜可下气宽中。槟榔消积滞。姜、葱辛温通阳散寒。面粉、瘦肉补益脾胃。

五、针刺疗法

处方:取穴分为2组,第一组取腹部相关神经节段内的穴位,如中脘、下脘、天枢、气海、关元等;第二组取位于下肢的穴位,如足三里、上巨虚、公孙穴等。第一组与第二组同时使用或交替使用。

操作方法:常规消毒后,选用28~30号毫针,直刺中脘、下脘0.6±0.2寸,直刺气海、关元、天枢0.6±0.2寸。直刺足三里、上巨虚1.5±0.5寸,直刺公孙0.8±0.2寸。

每天针刺1~2次,每次留针30分钟,留针期间行针3~6次,均用中等强度捻转手法,捻转的幅度为2~3圈,捻转的频率为每秒往复3~4下,每穴每次行针30~60秒。

六、穴位贴敷

饮食停滞:焦三仙等份。

痰湿阻滞:厚朴6g,白术6g,茯苓6g,干姜3g。

肝气郁滞:白术、香附、佛手各等份。

将药物研末,用时以醋调敷于神阙穴,用胶布固定。

睡前敷上,晨起取下。每日 1 次,5 次 1 个疗程。

七、拔罐法

饮食停滞:中脘、下脘、内关、足三里。患者取仰卧位,用中口径火罐吸拔诸穴 10 ~ 15 分钟,每日 1 次。

痰湿阻滞:中脘、膻中、内关、足三里。患者取仰卧位,先针刺膻中穴,然后再用中口径火罐吸拔诸穴 10 ~ 15 分钟,每日 1 次。

肝气郁滞:上脘、内关、足三里、阴陵泉。取仰卧位,先针刺阴陵泉,再用中口径火罐吸拔诸穴 10 ~ 15 分钟,每日 1 次。

脾胃虚弱:脾俞、中脘、内关、章门、气海、足三里。取坐位,用中口径火罐吸拔诸穴 10 ~ 15 分钟,每日 1 次。

八、按摩疗法

(1)拿合谷:取坐位,用一手的食指和拇指捏紧合谷穴(虎口的最高点),用力捏拿数十次。

(2)拿肩井:患者取坐位,他人用双手提拿肩部肌肉丰满处,约数十次。

(3)点建里穴:取仰卧位,他人用中指抵住建里穴(脐上 3 寸),用力按压,并同时用上臂发力,进行按摩,约半分钟。

(4)摩腹:患者取仰卧位,双手掌重叠,以肚脐为圆心,在中腹、下腹部,沿顺时针方向摩动,以腹内产生热感为宜,约 2 分钟。

(5)揉足三里、太冲穴:取坐位,用拇指掐揉足三里(外膝眼下 3 寸)、太冲穴(足背最高点下方)。

九、预防保健

1. 不食用不易消化的食品

炒豆子、硬煎饼等硬性食品都不易消化，因此在肠胃里滞留的时间会比较长，产生较多气体而引发腹胀。

2. 锻炼身体

每天应该坚持1小时左右的适量运动，不仅有助于克服不良情绪，而且可以帮助消化系统维持正常的功能。

3. 适度补充纤维食品

高纤维食品并非只会导致腹胀，有时恰恰相反，在摄入高脂肪食品后，有时反而会有减轻腹胀的功效。原因在于，高脂肪食品难以被消化和吸收，因而在肠胃里逗留时间往往比较长，而一旦有纤维加入，受阻塞的消化系统很快得以疏通。

4. 留意某些疾患

对某些疾病来说，腹胀或许就是先兆或是症状之一。包括过敏性肠炎、溃疡性结肠炎和膀胱瘤等。

5. 改变狼吞虎咽的习惯

进食太快或边走边吃等不良习惯，容易吞进不少空气。此外，常用吸管喝饮料也会使大量空气潜入胃部，引起腹胀。

6. 少食高纤维食品

土豆、面食、豆类以及卷心菜、花菜、洋葱等蔬菜，它们都易在肠胃内部制造气体，从而导致腹胀的出现。

十、文献摘要

《素问·厥论》："阴气盛于上则下虚，下虚则腹胀满。”

《灵枢·师传篇》:“脐以下皮寒,胃中寒则腹胀。”

《景岳全书》:“有气热而胀者,曰诸腹胀大,皆属于热也;有气寒而胀者,曰胃中寒则腹胀,曰脏寒生满病也。”

《景岳全书》:“医者不察于此,唯执下之胀已,急于获效,病者苦于胀满,喜行利药以求痛快,不知暂快一时,则真气愈伤,腹胀愈甚,去死不远矣。”

《诸病源候论·腹胀候》:“腹胀者,由阳气外虚、阴气内积故也。阳气外虚受风冷邪气,风冷,阴气也。冷积于府脏之间不散,与脾气相壅,虚则胀,故腹满而气微喘。”

《张氏医通·胀满》:“腹胀诸证,虽属寒者多,属热者少,然世治胀,喜用辛温散气之药。”

十一、医案举例

陈某,女,43 岁,2005 年 3 月 10 日初诊。2003 年 10 月被诊断为“肝硬化腹水,脾功能亢进”,脾已手术切除。刻诊:肝区时痛,晨起手指中间关节僵痛,腹胀有气,食纳平平,白带量中等,有异味,大便偏烂,月经后期,面色晦黯,尿黄,舌苔黄、质暗红,脉小弦滑。近日检查:AST 54u/L,A33.4g/L,G45g/L,HBsAg(+)。证属肝郁脾虚,湿热瘀滞,药用:太子参 10g,生白术 12g,茯苓 15g,黑料豆 10g,路路通 10g,泽兰 15g,冬瓜子 10g,生薏苡仁 15g,淮山药 12g,大腹皮 10g,炙鸡金 10g,炒谷芽、炒麦芽各 10g。

2005 年 3 月 25 日二诊:肝区时胀,腹部亦胀,矢气为舒,下肢水肿稍退,带下减少,食纳平平,大便偏烂,日 1 ~ 2 次,尿量尚可,舌苔薄白腻罩黄质,暗红隐紫,脉小弦。

药用上方加潞党参 10g，砂仁（后下）10g，楮实子 10g，蒲公英 15g，玉米须 15g，以后在此基础上再加鳖甲、丹参，调治至 2005 年 6 月 17 日复诊时，腹已不胀，下肢不肿，大便已正常，肝区偶痛，食纳尚可，舌苔黄薄腻、质红，脉小弦滑。继续按前述思路治疗，以资巩固。

按：本案鼓胀，胀势稍缓，表现为胁痛、腹胀有气，矢气则舒，伴有下肢水肿，同时出现纳谷不香、大便偏烂，病属气胀为主，但属脾胃气虚，肝郁气滞，湿热瘀滞，故治疗采取治脾为中心，太子参、党参、白术、茯苓、淮山药、鸡内金、砂仁、炒谷牙、炒麦芽等益气健脾，黑料豆、路路通、泽兰、冬瓜子皮、生薏苡仁、大腹皮、玉米须等行气渗湿利水，后用鳖甲、丹参滋阴软坚化瘀，整个用药过程颇为平和，也取得良好效果。重在健脾者，盖因“诸湿肿满，皆属于脾”故也。

第十节　便　秘

一、概念

便秘是指由于大肠传导功能失常导致的以大便排出困难、排便时间或排便间隔时间延长为临床特征的一种大肠病症。

二、病因病机

便秘的病因是多方面的，其中主要有外感寒热之邪，内伤饮食情志，病后体虚，阴阳气血不足等。本病病位在大肠，并与脾、胃、肺、肝、肾密切相关。脾虚传送无力，糟粕内停，致大肠传导功能失常，而成便秘；胃与肠相连，胃热炽盛，下传大肠，燔灼津液，大肠热盛，燥屎内结，可成便秘；肺与大肠相表里，肺之燥热下移大肠，则大肠传导功能失常，而成便秘；肝主疏泄气机，若肝气郁滞，则气滞不行，腑气不能畅通；肾主五液而司二便，若肾阴不足，则肠道失润，若肾阳不足则大肠失于温煦而传送无力，大便不通，均可导致便秘。其病因病机归纳起来，大致可分为以下几个方面。

1. 肠胃积热

素体阳盛，或热病之后，余热留恋，或肺热肺燥，下移大肠，或过食醇酒厚味，或过食辛辣，或过服热药，均可致肠胃积热，耗伤津液，肠道干涩失润，粪质干燥，难以排出，形成所谓“热秘”。如《景岳全书·秘结》：“阳结证，必因邪火有余，以致津液干燥。”

2. 气机郁滞

忧愁思虑,脾伤气结;或抑郁恼怒,肝郁气滞;或久坐少动,气机不利,均可导致腑气郁滞,通降失常,传导失职,糟粕内停,不得下行,或欲便不出,或出而不畅,或大便干结而成气秘。

3. 阴寒积滞

恣食生冷,凝滞胃肠;或外感寒邪,直中肠胃;或过服寒凉,阴寒内结,均可导致阴寒内盛,凝滞胃肠,传导失常,糟粕不行,而成冷秘。

4. 气虚阳衰

饮食劳倦,脾胃受损;或素体虚弱,阳气不足;或年老体弱,气虚阳衰;或久病产后,正气未复;或过食生冷,损伤阳气;或苦寒攻伐,伤阳耗气,均可导致气虚阳衰,气虚则大肠传导无力,阳虚则肠道失于温煦,阴寒内结,便下无力,使排便时间延长,形成便秘。

5. 阴亏血少

素体阴虚,津亏血少;或病后产后,阴血虚少;或失血夺汗,伤津亡血;或年高体弱,阴血亏虚;或过食辛香燥热,损耗阴血,均可导致阴亏血少,血虚则大肠不荣,阴亏则大肠干涩,肠道失润,大便干结,便下困难,而成便秘。

上述各种病因病机之间常常相兼为病,或互相转化,如肠胃积热与气机郁滞可以并见,阴寒积滞与阳气虚衰可以相兼;气机郁滞日久化热,可导致热结;热结日久,耗伤阴津,又可转化成阴虚,等等。然而,便秘总以虚实为纲,冷秘、热秘、气秘属实,阴阳气血不足所致的便秘则属虚。虚实之间可以转化,可由虚转实,可因虚致实,而虚实并见。归纳起来,形成便秘的基本病机是邪滞大肠,腑气闭塞不通或肠失温润，推动无力，导致大肠传导功能失常。

三、中药辨证论治

1. 肠胃积热

症状：大便干结，腹胀腹痛，面红身热，口干口臭，心烦不安，小便短赤，舌红苔黄燥，脉滑数。

治法：泻热导滞，润肠通便。

方药：麻子仁丸加减。

药物组成：火麻仁 30g，白芍 15g，枳实 10g，厚朴、杏仁各 12g，生大黄（后下）10g。

2. 气机郁滞

症状：大便干结，或不甚干结，欲便不得出，或便而不畅，肠鸣矢气，腹中胀痛，胸胁满闷，嗳气频作，饮食减少，舌苔薄腻，脉弦。

治法：顺气导滞。

方药：六磨汤。

药物组成：沉香（后下）6g，木香 12g，槟榔 15g，乌药 10g，枳实 15g，柴胡 12g，青皮 10g，白芍 30g。

3. 阴寒积滞

症状：大便艰涩，腹痛拘急，胀满拒按，胁下偏痛，手足不温，呃逆呕吐，舌苔白腻，脉弦紧。

治法：温里散寒，通便导滞。

方药：大黄附子汤加减。

药物组成：大黄 9～25g，附片（开水先煨 2 小时）25～50g，细辛 3～5g。

4. 气虚

症状：粪质并不干硬，也有便意，但临厕排便困难，需努挣方出，挣得汗出短气，便后乏力，体质虚弱，面白神疲，肢倦懒言，舌淡苔白，脉弱。

治法：补气润肠，健脾升阳。

方药：黄芪汤加减。

药物组成：生黄芪 15g，鱼腥草 30g，赤芍 9g，牡丹皮 6g，桔梗 6g，瓜蒌 9g，生大黄（后下）9g。

5. 血虚

症状：大便干结，排出困难，面色无华，心悸气短，健忘，口唇色淡，脉细。

治法：养血润肠。

方药：润肠丸加减。

药物组成：麻子仁（另研）45g，大黄（酒煨）45g，桃仁泥 15g，当归尾 15g，枳实（麸炒）15g，白芍 15g，升麻 15g，人参 9g，生甘草 9g，陈皮 9g，木香 6g，槟榔 6g。

6. 阴虚

症状：大便干结，如羊屎状，形体消瘦，头晕耳鸣，心烦失眠，潮热盗汗，腰酸膝软，舌红少苔，脉细数。

治法：滋阴润肠通便。

方药：增液汤加减。

药物组成：玄参 15g，麦冬 18g，生地黄 30g，知母 18g，黄柏 15g，龟板（先煎）25g，浙贝母 10g，全蝎 10g，桔梗 12g，泽泻 15g。

7. 阳虚

症状：大便或干或不干，皆排出困难，小便清长，面色㿠白，四肢不温，腹中冷痛，得热痛减，腰膝冷痛，舌淡苔白，脉沉迟。

治法：温阳润肠。

方药：济川煎加减。

药物组成：当归15g，牛膝15g，肉苁蓉30g，泽泻15g，肉桂10g，升麻10g，枳壳15g，火麻仁30g，鹿角胶（烊化）6g。

四、药膳

1. 麻子苏子粥

来源：《普济本事方》。

组成：紫苏子、大麻子各15g，粳米50g。

制法用法：将紫苏子、大麻子洗净，研为极细末，加水再研，取汁，用药汁煮粥啜之。

功效应用：理气养胃，润肠通便。适用于虚秘，如妇人产后郁冒多汗，大便秘结，以及老人、体虚患者大便秘结。

方解：本方所治之证，为老人、产妇、虚人肠道津枯所致的大便秘结，治宜润肠通便。方中紫苏子气味辛温，入肺、肝两经，功擅降逆下气，宣通肺郁；大麻子气味辛甘平，质润，入大肠、胃、脾三经，是润肠胃通大便的要药。两药同用，上开肺闭，下润肠燥，尽显配伍之妙；以之为粥，更合调治结合的药膳宗旨。因此本方可谓是通便药膳粥食的经典方剂。

使用注意：方中大麻子虽为甘平之品，但服用不可过量。

2. 蜂蜜决明茶

来源：《食物本草》。

组成：生决明子10～30g，蜂蜜适量。

制法用法：将决明子捣碎，加水200～300毫升，煎煮

5分钟，冲入蜂蜜，搅匀后当茶饮用。

功效应用：润肠通便。适用于习惯性便秘、热秘。

方解：本方所治之证，多为热病伤津，或老人、产妇津液不足，大肠干燥，无以润滑大便所致的便秘，即所谓“无水舟停”，治宜滋润肠燥，通下大便。方中决明子富含油脂而质润，上清肝火，下润大肠，其中所含的蒽醌类物质有缓泻作用，故能用于肠燥便秘。蜂蜜功善润肠通便，润肺止咳，滋养和中，久服养颜，是天然的营养性润下剂。两药合用，润燥清热，泄热通便，且作用平和，较少不良反应。本方还有清肝明目、润肺止咳、降血脂、降血压等作用，若肠燥便秘而兼肝火上炎，目赤肿痛，头痛眩晕，或燥热咳嗽者较为适宜；老人肠燥便秘兼有高血压、高脂血症者，亦有较好疗效。

使用注意：决明子通便，宜生用、打碎入药，煎煮时间不宜过久，否则有效成分破坏，作用降低。因其所含蒽醌类物质有缓泻作用，大剂量可致泻，故应注意用量。

3. 郁李仁粥

来源：《食医金鉴》。

组成：郁李仁30g，粳米100g。

制法用法：将郁李仁研末，加水浸泡淘洗，滤取汁，加入粳米煮粥，空腹食用。

功效应用：理气除满，顺肠通便。适用于气秘者。

方解：本方所治之证，为大肠燥涩、水气不利所致的便秘，治宜通便利水，俟水去肠宽，律液充沛，气化如常，大小便自然通利。方中郁李仁辛、苦、甘，性平，归脾、大肠、小肠经，《本草经疏》谓其：“性专降下，善导大肠燥结，利周身水气。”故本药膳用于痰饮水湿所致的大小便不利最为适宜。

使用注意:《本草经疏》谓郁李仁"下后多令人津液亏耗,燥结愈甚,乃治标救急之药",可知郁李仁有伤阴之弊,不宜久服。如内服过量可发生中毒。孕妇慎用。

4. 桃花粥

来源:《家塾方》。

组成:桃花 6g,生大黄 3g,粳米 50g。

制法用法:以水 200 毫升,先纳桃花煮取 120 毫升,再纳入大黄,煮取 60 毫升,药液备用。将粳米煮粥,待粥将成时加入备用之药汁,略煮片刻即可。服用时可稍加红糖调味。

功效应用:泻下通便,清热利水。适用于大便燥结,腹中胀痛,或便溏秽臭者,或肠痈属阳明腑实证者,亦可用于水肿而大小便不通,腹胀口干,舌苔腻,脉滑实者。

方解:本药膳所治,为水气不化,停积蕴热,充斥于肠胃的内热结实证,治宜通便泻热,使热从便解。本方出自医书《家塾方》,原方为汤剂。方中桃花味苦性平,行气活血,性善走泄下降,功效为通利二便,可攻逐结粪,解除胀塞,有通便、利水双重功效。大黄为斩关夺将之猛药,专攻心腹胀满,胸胃蓄热,积聚痰实,便结瘀血,女人经闭。盖热淫内结,用此开导阳邪,宣通涩滞,奏功独胜,但在本方中用量较小,又制成米粥,攻下之力因此得到缓和。粳米养脾气,厚肠胃,与桃花、大黄合用煮成稀粥,使攻逐而不伤阴。共奏通便泻下,导行积滞之功。

使用注意:中病即止,得大便通利,水肿得消,即停服,无须服至水肿消尽。脾虚水停,肾阳亏虚等所致的水肿虚证禁用本方。本药膳对于肠痈、结胸等急腹症患者,只可作为辅助疗法，且不可因依仗本方而贻误病情。体弱年高者慎用。

5. 番泻叶茶

来源：《中国药学大辞典》。

组成：番泻叶1.5～10g。

制法用法：缓下，每次1.5～3g；攻下，5～10g。将番泻叶放入茶杯中，一般以沸水泡5分钟后饮用。

功效应用：泻下导滞。适用于热积便秘或习惯性便秘，症见大便干结，口干口臭，面赤身热，小便短赤，心烦，腹部胀满或疼痛等症。现代常用本品泡服，于X线腹部造影及腹部外科手术前清洁肠道。

方解：番泻叶具有泻下及抗菌作用。《饮片新参》谓番泻叶性味苦、凉，功效"泻热利肠府，通大便"；《现代实用中药》说它"少用为苦味健胃药，能促进消化；服适量能起缓下作用；欲其大泻则服40～60毫升，作浸剂，约数小时即起效用而泄泻"。番泻叶作用较广泛而强烈，用于急性便秘比慢性便秘更适合。

使用注意：本品小剂量可得软便或轻度泻下，大剂量则呈水样泄泻，有时会引起恶心、呕吐、腹痛等不良反应，故脾胃虚寒，食少便溏者慎用。月经期、妊娠及哺乳期妇女禁用。

总之，对于没有器质性病变的一般人来说，食疗是首选的，即在饮食中增加纤维食物，如麸糠、水果、蔬菜等。

五、针刺疗法

以照海、列缺为主穴，配以大肠俞、天枢、支沟、足三里穴运用灵龟八法治疗便秘。即：取1～2寸毫针按主配穴次序刺入穴位，采用平补平泻以达得气；支沟、足三里先轻补后重泻，留针30分钟，隔10分钟运针1次。每日针1次，7次为1个疗程。

六、穴位贴敷

以大黄、决明子、山楂、神曲、厚朴研末，用蜂蜜调成糊状，敷贴于神阙上，每日更换1次，5次为1个疗程，共两个疗程。用此法治疗大肠积热、气滞引起的便秘。

七、拔罐法

采用闪罐法，按顺时针方向，依次拔取右水道→右腹结→右大横→右天枢→神阙→左天枢→左大横→左腹结→左水道。每穴闪罐10～15次，留罐半分钟左右，以局部皮肤潮红为度，然后大肠俞拔罐15分钟，每日1次，10次为1个疗程。

八、按摩疗法

双腿盘坐，将右脚脚背架在左边大腿上，右手扶着脚腕固定，一边深呼吸，一边用左手手掌轻擦脚底，令温度上升，刺激血液循环。左右各按摩30秒。调整自主神经系统，缓解寒证，加速新陈代谢。

九、气功疗法

(1)采用平坐式，盘膝坐式，仰卧式或站桩式，肢体放松，宁神调息，排除杂念，口齿轻闭，二目微合，鼻吸口呼，呼吸要缓慢调匀，自然深长，吸气时，腹凸出，松开腹肌，伸直腰杆，大量吸气入腹腔，意想将气从腹腔中心点，沿脊背向肛门送下去，边吸边向下挤压，吸到小腹有向下压突之感，感到小腹充实、饱满、膨胀并舒适。松肛、屏息片刻，然后慢慢呼气。早晚各1次，每次10~50分钟。

(2)便时正常蹲位，全身自然放松，排出小便，口微闭，舌抵上腭，鼻吸鼻呼，呼吸要匀缓，吸气时，意念将气吸入丹田，呼气时，意想丹田之气迫使肠中粪便下排，此时，要松腹，松肛，切不可憋气、用力，片刻便有排便感，可将意念加强，粪便即可排出。每次便时依此而行，日久便秘即可自愈。

十、预防保健

(1)避免进食过少或食品过于精细、缺乏残渣、对结肠运动的刺激减少。

(2)避免排便习惯受到干扰：由于精神因素、生活规律的改变、长途旅行过度疲劳等未能及时排便的情况下，易引起便秘。

(3)避免滥用泻药：滥用泻药会使肠道的敏感性减弱，形成对某些泻药的依赖性，造成便秘。

(4)合理安排生活和工作，做到劳逸结合。适当的文体活动，特别是腹肌的锻炼有利于胃肠功能的改善，对于久坐少动和精神高度集中的脑力劳动者更为重要。

(5)养成良好的排便习惯，每日定时排便，形成条件反射，建立良好的排便规律。有便意时不要忽视，及时排便。排便的环境和姿势尽量方便，免得抑制便意、破坏排便习惯。

(6)建议患者每天至少喝6杯250毫升的水，进行中等强度的锻炼，并养成定时排便的习惯(每日2次，每次

15分钟)。睡醒及餐后结肠的动作电位活动增强,将粪便向结肠远端推进,故晨起及餐后是最易排便的时间。

(7)及时治疗肛裂、肛周感染、子宫附件炎等疾病,泻药应用要谨慎,不要使用洗肠等强烈刺激方法。

十一、文献摘要

《伤寒论·辨脉法》:"问曰:脉有阳结阴结者,何以别之?答曰:其脉浮而数,能食不大便者,此为实,名曰阳结也,期十七日当剧;其脉沉而迟,不能食,身体重,大便反硬,名曰阴结也,期十四日当剧。"

《金匮要略·五脏风冷积聚病脉证并治》:"趺阳脉浮而涩,浮则胃气强,涩则小便数,浮涩相搏,大便则坚,其脾为约,麻子仁丸主之。"

《兰室秘藏·大便结燥门》:"治病必究其源,不可一概以牵牛、巴豆之类下之。损其津液,燥结愈甚,复下复结,极则以至导引于下而不通,遂成不救。"

《重订严氏济生方·秘结论治》:"夫五秘者,风秘、气秘、湿秘、寒秘、热秘是也。更发汗利小便,及妇人新产亡血,走耗津液,往往皆令人秘结。"

《景岳全书·秘结》:"秘结证,凡属老人、虚人、阴脏人及产后、病后、多汗后,或小水过多,或亡血失血大吐大下之后,多有病为燥结者,盖此非气血之亏,即津液之耗。凡此之类,皆须详察虚实,不可轻用芒硝、大黄、巴豆、牵牛、芫花、大戟等药,及承气、神芎等剂。虽今日暂得痛快,而重虚其虚,以致根本日竭,则明日之结,必将更甚,愈无可用之药矣。"

《万病回春·大便闭》:"身热烦渴,大便不通者,是热闭也;久病人虚,大便不通者,是虚闭也;因汗出多大便不通者,精液枯竭而闭也;风证大便不通者,是风闭也;老人大便不通者,是血气枯燥而闭也;虚弱并产妇及失血、大便不通者,血虚而闭也;多食辛热之物,大便不通者,实热也。”

《谢映庐医案·便闭门》:“治大便不通,仅用大黄、巴霜之药,奚难之有?但攻法颇多,古人有通气之法,有逐血之法,有疏风润燥之法,有流行肺气之法,气虚多汗,则有补中益气之法;阴气凝结,则有开冰解冻之法,且有导法、熨法。无往而非通也,岂仅大黄、巴霜哉。”

十二、医案举例

刘某,女,29岁,1999年12月4日就诊。患者产后4个月,一直大便干燥如球,4~5日一解,伴食后脘腹胀闷,纳差厌油,矢气不爽,口舌干燥,面色苍白,曾服麻仁丸、便秘通等,未能奏效。经人介绍来就诊。舌淡白嫩、苔少,脉沉细。

按:辨证为津血不足,肠枯失润。拟增液汤加减:生地黄30g,玄参30g,麦冬15g,玉竹20g,制首乌20g,川厚朴15g,黄精30g,火麻仁30g。取药浓煎4剂,大便得通,加北黄芪30g,继服20剂。诸症痊愈,随访半年,未再复发。

第十一节 腹 泻

一、概念

腹泻又称泄泻，是以大便次数增多，粪质稀薄，甚至泻出如水样为临床特征的一种脾胃肠病症。泄与泻在病情上有一定区别，粪出少而势缓，若漏泄之状者为泄；粪大出而势直无阻，若倾泻之状者为泻，然近代多泄、泻并称，统称为泄泻。

二、病因病机

致泻的病因是多方面的，主要有感受外邪，饮食所伤，情志失调，脾胃虚弱，命门火衰等。这些病因导致脾虚湿盛，脾失健运，大小肠传化失常，升降失调，清浊不分，而成泄泻。

1. 感受外邪

引起泄泻的外邪以暑、湿、寒、热较为常见，其中又以感受湿邪致泄者最多。脾喜燥而恶湿，外来湿邪，最易困阻脾土，以致升降失调，清浊不分，水谷杂下而发生泄泻，故有“湿多成五泄”之说。寒邪和暑热之邪，虽然除了侵袭皮毛肺卫之外，亦能直接损伤脾胃肠，使其功能障碍，但若引起泄泻，必夹湿邪才能为患，即所谓“无湿不成泄”。

2. 饮食所伤

饮食过量，停滞肠胃；或恣食肥甘，湿热内生；或过食生冷，寒邪伤中；或误食腐馊不洁，食伤脾胃肠，化生食滞、寒湿、湿热之邪，致运化失职，升降失调，清浊不分，而发生泄泻。

3. 情志失调

烦恼郁怒，肝气不舒，横逆克脾，脾失健运，升降失调；或忧郁思虑，脾气不运，土虚木乘，升降失职；或素体脾虚，逢怒进食，更伤脾土，引起脾失健运，升降失调，清浊不分，而成泄泻。

4. 脾胃虚弱

长期饮食不节，饥饱失调，或劳倦内伤，或久病体虚，或素体脾胃肠虚弱，使胃肠功能减退，不能受纳水谷，也不能运化精微，反聚水成湿，积谷为滞，致脾胃升降失司，清浊不分，混杂而下，遂成泄泻。如《景岳全书·泄泻》曰："泄泻之本，无不由于脾胃。"

5. 命门火衰

命门之火，助脾胃之运化以腐熟水谷。若年老体弱，肾气不足，或久病之后，肾阳受损；或房室无度，命门火衰，致脾失温煦，运化失职，水谷不化，升降失调，清浊不分，而成泄泻。且肾为胃之关，主司二便，若肾气不足，关门不利，则可发生大便滑泄、洞泄。

泄泻的病因有外感、内伤之分，外感之中湿邪最为重要，脾恶湿，外来湿邪，最易困阻脾土，致脾失健运，升降失调，水谷不化，清浊不分，混杂而下，形成泄泻，其他诸多外邪只有与湿邪相兼，方能致泻。内伤当中脾虚最为关键，泄泻的病位在脾胃肠，大小肠的分清别浊和传导变化功能可以用脾胃的运化和升清降浊功能来概括。脾胃为泄泻之本，脾主运化水湿，脾胃当中又以脾为主，脾病脾虚，健运失职，清气不升，清浊不分，自可成泻，其他诸如寒、热、湿、食等内、外之邪，以及肝肾等脏腑所致的泄泻，都只有在伤脾的基础上，导致脾失健运时才能引起泄泻。同时，在发病和病变过程中外邪与内伤、外湿与内湿之间常相互影响，外湿最易伤脾，脾虚又易生湿，互为因果。本病的基本病机是脾虚湿盛致脾失健运，大小肠传化失常，升降失调，清浊不分。脾虚湿盛是导致本病发生的关键因素。

三、中药辨证论治

1. 急性泄泻

(1)寒湿泄泻

症状：泄泻清稀，甚则如水样，腹痛肠鸣，脘闷食少，苔白腻，脉濡缓。若兼外感风寒，则恶寒发热头痛，肢体酸痛，苔薄白，脉浮。

治法：芳香化湿，解表散寒。

方药：藿香正气散加减。

药物组成：大腹皮、白芷、紫苏、茯苓（去皮）各30g，半夏曲、白术、陈皮（去白）、厚朴（去粗皮，姜汁炙）、苦桔梗各60g，藿香（去土）90g，甘草（炙）75g。

(2)湿热泄泻

症状：泄泻腹痛，泻下急迫，或泻而不爽，粪色黄褐，气味臭秽，肛门灼热，或身热口渴，小便短黄，苔黄腻，脉滑数或濡数。

治法：清肠利湿。

方药：葛根黄芩黄连汤加减。

药物组成：葛根15g，甘草（蜜炙）6g，黄芩9g，黄连9g，茯苓6g，白术6g，泽泻6g。

(3)伤食泄泻

症状:泻下稀便,臭如败卵,伴有不消化食物,脘腹胀满,腹痛肠鸣,泻后痛减,嗳腐酸臭,不思饮食,苔垢浊或厚腻,脉滑。

治法:消食导滞。

方药:保和丸加减。

药物组成:山楂20g,神曲20g,麦芽12g,莱菔子12g,陈皮12g,半夏12g,茯苓15g,枳实12g,白术12g,连翘12g。

2. 慢性泄泻

(1)脾虚泄泻

症状:因稍进油腻食物或饮食稍多,大便次数即明显增多而发生泄泻,伴有不消化食物,大便时泻时溏,迁延反复,饮食减少,食后脘闷不舒,面色萎黄,神疲倦怠,舌淡苔白,脉细弱。

治法:健脾益气,和胃渗湿。

方药:参苓白术散加减。

药物组成:人参5g,白术8g,苍术8g,茯苓12g,薏苡仁15g,半夏6g,陈皮6g,白扁豆10g,六一散10g。

(2)肾虚泄泻

症状:黎明之前脐腹作痛,肠鸣即泻,泻下完谷,泻后即安,小腹冷痛,形寒肢冷,腰膝酸软,舌淡苔白,脉细弱。

治法:温补脾肾,固涩止泻。

方药:四神丸加减。

药物组成:补骨脂15g,肉豆蔻10g,五味子6g,吴茱萸3g,炒白术(炒黄)15g,陈皮10g,防风10g,砂仁(后下)6g,炒山药15g,黄连3g,甘草6g。

3. 肝郁泄泻

症状：每逢抑郁恼怒，或情绪紧张之时，即发生腹痛泄泻，腹中雷鸣，攻窜作痛，腹痛即泻，泻后痛减，矢气频作，胸胁胀闷，嗳气食少，舌淡，脉弦。

治法：抑肝扶脾，调中止泻。

方药：痛泻要方加减。

药物组成：陈皮45g，白术90g，白芍60g，防风30g。

四、药膳

1. 白术木香粥

组成：鸡内金60g，炒白术9g，木香3g，糯米100g，白糖或盐少许。

制法用法：鸡内金、炒白术、木香洗净，装入纱布袋子，入砂锅加清水适量，文火炖1小时，取汁。将糯米淘洗干净，加入药汁，再加适量清水煮粥，粥熟后加白糖或盐调味即可食用。

功效应用：健脾益气，消食止痛。适用于慢性肠炎、习惯性腹泻、消化不良、胃炎等症的辅助疗法。

方解：鸡内金消食健胃；炒白术健脾补气；木香善行脾胃之滞气；糯米温中和胃。总方共奏消食健脾，益气止痛之功。

2. 山药羊肉粥

组成：羊肉250g，鲜山药500g，粳米适量。

制法用法：将羊肉和山药洗净后，同入砂锅，加水适量，煮烂后入粳米，再加水少许煮成粥。每日早、晚服，吃肉喝汤。

功效应用：补气暖胃，补脾止泻。适用于脾胃虚寒所致的慢性泄泻、四肢不温等。

方解：方中羊肉是温补脾胃之品，山药则可补脾肺肾三脏之气，粳米健脾和胃涩肠。总方共奏和胃健脾、散寒止泻之功。

使用注意：泄泻属湿热者禁用。

五、针刺疗法

急性泄泻：天枢、阴陵泉、上巨虚。热甚配内庭；食滞配中脘。毫针刺，用泻法。每日1次，留针30分钟，6次为1个疗程。

慢性泄泻：脾俞、天枢、足三里、三阴交。肝郁配太冲；肾虚配肾俞、命门；腹胀配公孙。毫针刺，脾肾虚弱用补法，肝郁泻太冲。每日1次，留针30分钟，6次为1个疗程。

六、穴位贴敷

(1)寒湿型泄泻。药物组成：吴茱萸5g，苍术5g，丁香5g，白胡椒3g。药物研成细末，取药1～2g，用水调成糊状，清洁脐部皮肤，纳入脐中，用敷贴固定，每次贴敷时间根据皮肤的耐受性而定，每日1次。

(2)湿热型泄泻。药物组成：黄连10g，黄柏10g，砂仁、米壳各6g，焦山楂20g，五倍子5g。将上药研末，混匀装瓶备用，使用时取药1～2g，以陈醋调成糊状，填满脐窝，用敷贴固定，每次贴敷时间根据皮肤的耐受性而定，每日1次。

(3)脾肾阳虚型泄泻。药物组成：白胡椒、肉桂、党参、白术各10g，干姜5g，枯矾、炙甘草各3g。将上药研末,混匀装瓶备用,使用时取药 1~2g,以陈醋调成糊状,填满脐窝,用敷贴固定,每次贴敷时间根据皮肤的耐受性而定,每日 1 次。

七、拔罐法

(1)急性腹泻:天枢、大肠俞、足三里。每个穴位先用三棱针点刺 3~5 下,然后用适当口径的火罐吸拔。留罐 10~15 分钟。

(2)慢性腹泻:天枢、中脘、气海、神阙。选取中口径火罐吸拔诸穴,留罐 10~15 分钟。每日 1 次,3 次为 1 个疗程。一般 2~3 个疗程就可减轻或者痊愈。

八、按摩疗法

补脾土:脾土穴在拇指桡侧边缘,医者用左手食、拇指捏住小儿大拇指,用右手指腹循小儿拇指桡侧边缘向掌根方向直推。

揉板门:板门穴在手掌大鱼际平面,医者用右手拇指指腹旋揉小儿手掌大鱼际。

揉外劳:外劳宫穴在小儿手掌背正中,医者用右手食指指腹,按揉小儿手掌背中心的外劳宫穴。

运内八卦:内八卦穴在手掌面,以掌心为圆心,从圆心至中指根横纹约 2/3 处为半径作圆,内八卦穴为一圆圈。医者用左手捏住小儿手指,用右手拇指在小儿掌心做圆圈运动。

摩腹:腹指小儿腹部,医者用四指指腹或全掌放在小儿腹部做圆周运动。

按揉足三里:足三里穴在膝下三寸外侧一寸,医者用拇指或中指指腹在足三里穴做按揉。

九、气功疗法

(1)固精功:坐、卧均可,从腿自然分开。双手搓热后,左手兜托肾囊,右手以脐为圆心,顺时针方向搓圈 81 次;然后左右换手,再逆时针方向搓圈 81 次。口诀为:“一兜一搓,左右换手。九九之数,其阳不足。”

(2)甩手固精功:①甩手功:每日晚饭后 1 个半小时起练功,每隔 1 小时练习 1 次,共 3 次,每次 10 分钟。功法:站立,双足稍宽于手肩,微屈膝,从腰、大腿之力,以腰为轴心,旋转甩双臂,双上肢基本不用力。意守丹田穴,自然呼吸。在甩手时,上身、头颈自然转动,可向后大转 180°,甩手功结束后加 1 小时睡眠。②卧功:睡前平卧于床,意守丹田,自然呼吸,以一手掌心按摩脐部,打圈子按摩,圈子由小到大,顺时针按摩 36 次,逆时针按摩 36 次直到腹部发热为止。

十、预防保健

平时要养成良好的卫生习惯,不饮生水,忌食腐馊食物,少食生冷瓜果,居处冷暖适宜,并可结合食疗健脾益胃。一些急性泄泻患者可暂禁食,以利于病情的恢复;对重度泄泻者,应注意防止津液亏损,及时补充体液。一般情况下可给予流质或半流质饮食。

十一、文献摘要

《伤寒论·辨太阳病脉证并治下》:“伤寒服汤药,下利不止,心下痞硬。服泻心汤已,复以他药下之,利不止,医以理中与之,利益甚。理中者,理中焦,此利在下焦,赤石脂禹余粮汤主之,复不止者,当利其小便。”

《古今医鉴·泄泻》:“夫泄泻者,注下之症也。盖大肠为传导之官,脾胃为水谷之海,或为饮食生冷之所伤,或为暑湿风寒之所感,脾胃停滞,以致阑门清浊不分,发注于下,而为泄泻也。”

《景岳全书·泄泻》:“泄泻之病,多见小水不利,水谷分则泻自止,故曰:治泻不利小水,非其治也。”

《医学入门·泄泻》:“凡泻皆兼湿,初宜分理中焦,渗利下焦,久则升提,必滑脱不禁,然后用药涩之。其间有风胜兼以解表,寒胜兼以温中,滑脱涩住,虚弱补益,食积消导,湿则淡渗,陷则升举,随证变用,又不拘于次序,与痢大同。且补虚不可纯用甘温,太甘则生湿,清热亦不可太苦,苦则伤脾。每兼淡剂利窍为妙。”

《杂病源流犀烛·泄泻源流》:“湿盛则飧泄,乃独由于湿耳。不知风寒热虚,虽皆能为病,苟脾强无湿,四者均不得而干之,何自成泄?是泄虽有风寒热虚之不同,要未有不源于湿者也。”

十二、医案举例

唐某,男,45岁,2006年9月18日就诊。主诉慢性腹泻多年,中西医治疗多次,一直未有痊愈,甚为苦恼。刻诊:中等个子,面黄中带黑,舌红苔腻,脉弦滑有力,口苦不渴,饮食正常,就是每日3~4次大便,稀溏黏腻,臭味较大,偶有腹痛,粪便化验排除痢疾,肠镜检查西医诊断为慢性溃疡性结肠炎。辨证:下焦湿热,瘀滞肠道。处方:龙胆泻肝汤合痛泻要方加减。龙胆草15g,车前子

30g，木通12g，黄连15g，黄芩18g，当归50g，生地黄15g，泽泻30g，柴胡15g，生甘草10g，白芍50g，防风10g，陈皮12g，槟榔15g，木香10g。5剂，水煎服。后又继服葛根芩连汤合平胃散加乳香、没药，7剂，服完病愈。

按：慢性腹泻一证，临床上很常见，中医治疗一定要辨证，分清虚实寒热，切不可一味认为是虚是寒，大量温补固涩。实际上，还有很多是热是实，或者虚实夹杂。该案就是明例，湿热腹泻，其辨证要点为舌红，脉实，大便稀臭黏腻。另外长期用温热收涩之药不效也是反证，非虚寒肠脱。

第十二节 耳 鸣

一、概念

耳鸣指耳内鸣响，或如闻蝉声，或如潮声，其声或细或暴，静时尤甚，妨碍听觉；是因外邪侵袭、饮食失调、情志抑郁、病后体虚等引起听觉功能异常的一种疾病。

二、病因病机

耳为肾之窍，为肾所主，又与其他脏腑经络有着广泛的联系，因此，五脏六腑、十二经脉之气血失调皆可导致耳鸣，其中，由外感邪气、脏腑内生痰火瘀滞引起的耳鸣多为实证，由脏腑虚损、久病耗损所致的耳鸣多为虚证。

1. 外邪侵袭

六淫病邪侵入人体，其中以风热病邪首当其冲，外邪闭阻清窍，故发为耳鸣、耳聋。

2. 饮食不节

过食辛辣香燥、肥甘厚味之品，嗜酒无度，损伤脾胃，脾失健运，水湿不化，聚而为痰，痰浊阻滞清窍，导致耳鸣、耳聋。

3. 情志刺激

长期情志刺激，导致肝失疏泄调达，郁而化火，或因暴怒伤肝，肝郁化火，肝胆实火循经上扰而发耳鸣、耳聋；或因肾精亏耗，相火妄动，循经上扰所致耳鸣、耳聋。

4. 病后体虚

素体亏虚，病后失调，脾肾受损。脾气虚弱，运化无权，气血生化不足，或脾阳受损，清阳不升，脉络空虚，耳窍失于充养，故耳鸣、耳聋。肾精亏损，髓海不足，可导致耳鸣、耳聋。

三、中药辨证论治

1. 肝肾阴虚

症状：耳鸣、耳聋，鸣声尖细，入夜尤甚，听力渐减，房劳则重，伴头晕眼花，腰膝酸软，舌红少苔，脉细数。

治法：滋补肝肾，清降虚火。

方药：耳聋左慈丸加味。

药物组成：熟地黄 15g，淮山药 10g，山萸肉 10g，牡丹皮 10g，茯苓 10g，泽泻 10g，磁石 50g，五味子 10g，石菖蒲 10g，桑葚 10g，黄精 15g，牛膝 10g。

2. 肾阳亏虚

症状：久病耳鸣、耳聋，鸣声细弱，入夜明显。并见腰痛或腰膝酸软乏力，面色淡白或㿠白，畏冷肢凉，阳痿或阴寒，月事不调，小便清长，夜尿频数，或尿有余沥，舌质淡胖，脉沉迟。

治法：填精益肾，温阳聪耳。

方药：补骨脂丸加减。

药物组成：磁石 50g，熟地黄 10g，当归 10g，川芎 10g，肉桂 2g，菟丝子 10g，川椒 6g，补骨脂 10g，白蒺藜 10g，葫芦巴 6g，杜仲 10g，白芷 10g，石菖蒲 10g。

3. 肺脾气虚

症状：耳鸣耳聋反复发作，逐年加重，并见倦怠乏力，少气懒言，面色不华，食欲减退，易感冒，舌质淡，脉细缓无力。

治法：补益肺脾，升阳充耳。

方药：益气聪汤加减。

药物组成：黄芪30g，人参10g，升麻10g，葛根15g，蔓荆子10g，白芍15g，石菖蒲10g，炙甘草6g。

4. 心脾血虚

症状：耳鸣、耳聋，每于蹲位起立时突然加重，或觉头部、耳内空虚发凉感，或于劳后加重，兼见面色萎黄无华，倦怠少力，失眠多梦，心悸不宁，或心神恍惚，舌质淡，脉细或弦细。

治法：补益心脾，养血安神。

方药：归脾汤加减。

药物组成：白术10g，茯苓10g，黄芪30g，龙眼肉10g，酸枣仁10g，党参10g，木香10g，当归10g，远志10g，丹参15g，石菖蒲10g，葛根10g，炙甘草6g。

5. 瘀血阻络

症状：久病耳鸣、耳聋，聋鸣程度无明显波动，或呈缓慢加重，全身或兼见其他虚证，但按其他证治疗效果至微，舌质黯或有瘀点、瘀斑，脉弦细或涩。

治法：化瘀通络，开窍聪耳。

方药：通窍活血汤加减。

药物组成：赤芍12g，川芎10g，桃仁10g，红花10g，老葱3根，生姜3片，红枣10g，麝香0.3g，丹参30g，姜黄10g，当归10g，葛根12g，石菖蒲10g。

四、药膳

1. 菊花菖蒲饮

组成：菊花30g，石菖蒲15g，车前草30g。

制法用法：锅中加水 500～800 毫升，再加入菊花、石菖蒲、车前草，泡 10～15 分钟，然后煮沸 30 分钟，去渣取汁，分数次当茶饮。

功效应用：清肝泄热，开郁通窍。

方解：方中菊花性味甘苦微寒，清芳疏泄，平肝清热，石菖蒲解郁开窍，车前草清热利水，有引热下行的功效。三味合用，能发挥清肝泄热、开郁通窍的功效，用于肝经有湿热者较佳。

2. 杜仲炒腰花

组成：猪肾 500g，洋葱 100g，杜仲 20g，石菖蒲 10g，调料适量。

制法用法：将杜仲、石菖蒲煎取汁，猪肾、洋葱分别洗净，切成片，共入锅中，炒熟后入杜仲石菖蒲汁及调料。可以作为菜肴，佐餐食用。

功效应用：补肾益精，通窍聪耳。

方解：方中猪肾性平，味甘，可补肾气、益精髓。杜仲性温，味甘，能强筋骨、补肝肾。洋葱性温，味辛，可化痰通阳。石菖蒲性温，味辛，能化痰湿、和中开窍，《神农本草经》中记载其“开心孔，补五脏，通九窍，明耳目”。诸药合用，共奏补肾益精、通窍聪耳之效。

五、针刺疗法

主穴：翳风、听会、侠溪、中渚。肝胆火盛配太冲；肾虚配肾俞。毫针刺，补虚泻实。每日 1 次，留针 30 分钟，6 次为 1 个疗程。

六、穴位贴敷

方法一：取麝香 1.5g，全蝎 14 个，薄荷叶 14 片。先将麝香研细，全蝎烘干研细，混合均匀，滴水捏作挺子，用薄荷叶包裹，分14份，备用。每日取一份塞入耳内。

方法二：取细辛、木香、石菖蒲、磁石、麝香粉末拌匀，以白酒调成糊状，贴敷于神阙穴及双涌泉穴。同时，以油纱条裹此药粉塞耳，每日1次。

七、拔罐法

1. 风热侵袭

选穴：风池、大椎、风门、下关、支沟、外关。闪罐法，每穴闪罐20～30次，每日1次，5次为1个疗程。

2. 肝胆火旺

选穴：曲池、支沟、外关、行间、太冲。刺络闪罐法，用梅花针对上述各穴进行轻叩刺，以皮肤微微出血为度，之后给予闪罐，每穴闪罐20～30次，每日1次，5次为1个疗程。

3. 肾精亏虚

选穴：关元、气海、肾俞、太溪、悬钟、翳风。闪罐法，每穴闪罐20～30次，每日1次，5次为1个疗程。

八、按摩疗法

按揉双侧听宫、听会、翳风穴，每穴按揉200次。刮双侧角孙穴，即以角孙穴为中心，约2寸长的水平线，用拇指指间关节由前向后刮20次。虚证可加轻擦腰肾，第1～5腰椎棘突间旁开1.5～3寸，取双侧，以擦热为度；或热敷腰部，以肾俞、大肠俞为中心。

九、预防保健

1. 改变不良习惯

咖啡因和酒精常使耳鸣症状加重；吸烟可以使血氧

下降,而内耳毛细胞又是一种对氧极其敏感的细胞,所以缺氧会对毛细胞造成损害。平时要注意少吃肥腻食物、甜食,以防积滞成痰,加重病情。肾虚耳鸣者,尤要减少温燥食物的摄入量。

2. 减少脂肪的摄入

大量摄入脂类食物,会使血脂增高,血液黏稠度增大,引起动脉硬化。内耳对供血障碍最敏感,出现血液循环障碍时,会导致听神经营养缺乏,从而产生耳聋。中年人每日脂肪总摄入量应控制在40g以内,应少吃动物内脏、肥肉、奶油、蛋黄、鱼子酱、油炸食物等富含脂类的食物。

3. 减少情绪波动

神经衰弱引起的耳鸣与社会环境、心理因素明显有关。当人的情绪忧郁、生气、情绪失控和焦虑不安时,就会造成自律神经异常,全身紧绷,血管异常收缩,以致内耳缺血,引起内耳毛细胞萎缩、变性等病变,如能自我调适,以平常心面对一切,能达到身心平衡的境界,则症状会自然消失。

4. 呼吸调节

呼吸调节也很方便,每晚睡觉,取侧卧(左右均可)双手中指紧塞双耳孔,放松身体,呼气时(吸气时不用)将气送至足心(注意力放在足心),如果有鼻塞,不出3分钟即可通气(鼻腔和耳腔相通,故能治耳鸣),每晚做10分钟即可。

十、文献摘要

《外科证治全书》:“耳鸣者,耳中有声,或若蝉鸣,或若钟鸣，或若火熇熇然，或若流水声，或若簸米声，或睡着如打战鼓，如风入耳。”

《太平圣惠方》：“耳鸣不止，则变成聋也。”

《杂病源流犀烛》：“耳鸣者，聋之渐也，惟气闭而聋者则不鸣，其余诸般耳聋，未有不先鸣者。”

十一、医案举例

李某，男，36岁，2010年5月20日初诊。耳鸣，耳聋2周，伴头晕目糊，口苦咽干，五心烦热，易怒，舌苔黄腻，脉细数。此乃肝肾阴虚，肝胆火盛，热扰清窍所致，治宜清少阳郁热，滋阴镇下并用。处方：酒龙胆草24g，酒黄芩24g，生地黄30g，盐黄柏24g，熟地黄30g，生白芍30g，灵磁石30g，生石膏30g。3剂，水煎服。药后诸症减半，继服3剂，耳鸣、耳聋诸症痊愈。半年后随访未复发。

按：叶天士《临证指南医案卷八·耳部》曰：“肾窍开耳，胆络脉亦附于耳，凡本虚失聪治在肾，邪干窍闭治在胆，乃定例也。”徐灵胎评曰：“耳聋之法多端，然大段不过清上镇下。”本例患者耳鸣耳聋，头晕目糊，五心烦热，皆属肾阴亏虚，虚热上扰，患者口苦咽干，易怒，当属肝胆火盛。方中龙胆草、黄芩、石膏清肝胆郁热，镇静除烦，生地黄、熟地黄、白芍、黄柏、灵磁石滋阴镇下清虚热，灵磁石还有聪耳之功效。诸药合用，清上镇下，药证相符，故取效迅速。

第十三节　焦　虑

一、概念

焦虑症是一种比较常见的精神类疾病。而中医认为,很多情况下焦虑症的出现与肝郁化火有关,患者会表现出“烦躁”“善恐”“不寐”“惊悸”等症状。

二、病因病机

虚实夹杂,较多医家从虚实夹杂论治本病,认为焦虑症不论病初为实,病后为虚,还是本虚标实,其病因都不单纯是实证或虚证。

(1)素体阴阳不和,复加肝失疏泄、情志失调,最终导致本病发生,因此治疗上主张调和肝胆,疏肝解郁,同时调和心肾,以达到水火相济、阴阳调和的目的。

(2)患者长期患病造成阴阳失调,其次肝气郁结,气滞血瘀,致病情久治不愈,时轻时重,治宜平衡阴阳,疏肝解瘀,破气导痰,从而使气平脉通,情志平和而达到治疗目的。

焦虑症病位主要在心与肝,焦虑日久,多暗耗阴血,致血行不畅。治疗焦虑症应从心肝论治,以养心安神,重镇安神,疏肝解郁,活血通脉为主要治则。

三、中药辨证论治

1. 心虚胆怯

症状:善惊易恐,坐卧不安,多梦易醒,心悸食少,恶闻声响,舌多正常,脉细数或弦细。

治则:养心安神,镇惊定志。

方药:安神定志丸。

药物组成:龙骨、牡蛎、丹参、赤茯神、炒酸枣仁、花生叶、夜交藤各30g,合欢皮15g,甘草6g。

2. 痰热扰神

症状:惊恐不安,心烦不眠,多梦易惊,口苦目眩,胸满痞塞,烦躁不安,舌质红、苔黄腻,脉滑数。

治法:化痰清热,和中安神。

方药:温胆汤合栀子豉汤加减。

药物组成:黄芩10g,黄连10g,枳实15g,竹茹15g,陈皮15g,茯苓20g,栀子15g,豆豉15g,丹参15g,炙甘草10g,生姜3片,大枣6枚。

3. 肝肾阴虚

症状:惊恐不安,入睡困难,多梦易醒,午后面红,易出汗,四肢弱,眩晕耳鸣,五心烦热,急躁易怒,舌红少津,脉细数。

治法:滋阴清热,养心安神。

方药:天王补心丹合黄连阿胶汤加减。

药物组成:酸枣仁12g,柏子仁10g,当归10g,天冬9g,麦冬10g,生地黄15g,人参10g,丹参9g,玄参10g,云苓12g,五味子8g,远志肉9g,桔梗8g,黄连12g,黄芩6g,芍药6g,鸡子黄2枚,阿胶9g。

四、药膳

1. 蜂蜜合欢茶

组成:合欢皮15g,蜂蜜适量。

制法用法:开水冲泡合欢皮,加蜂蜜适量,搅拌均匀。以茶代饮,每日3~5次。

功效应用:安神,益肝,解郁。

方解:合欢皮为疏肝解郁,悦心安神之品,最适用于情志不遂,愤怒忧郁而导致的焦躁不安,失眠多梦。蜂蜜味甘有养心安神的作用。二者配伍共奏解郁安神之功。

2.麦味连枣粥

组成:麦冬15g,五味子10g,酸枣仁12g,黄连6g,粳米50~100g。

制法用法:将酸枣仁捣碎,同麦冬、五味子、黄芩一同水煎,弃渣取汁。将粳米淘洗过后,导入药汁,再加适量的水煮粥。每日2~3次。

功效应用:滋阴清热安神。适用于焦虑出现虚热症状者。

方解:方中麦冬养阴益胃,清心除烦。五味子补益心肾,生津安神。酸枣仁养心益肝安神,黄连清热燥湿。诸药共奏滋阴清热,养肝安神之功。

五、针刺疗法

主穴:百会、印堂、四神聪、神庭、安眠、悬颅、风池、内关、神门、三阴交、心俞、肾俞、太冲、太溪。毫针刺,补虚泻实。每日1次,留针30分钟,10次为1个疗程。

六、穴位贴敷

朱砂、酸枣仁、珍珠粉、琥珀按等比例研成极细粉,加入适量75%酒精、氮酮、基质调成膏状,放入特制的穴位贴中,睡前选涌泉、太溪、三阴交、足三里、神阙等穴位贴敷,次日早晨取下,每晚1次。贴敷前先用拇指在穴位处做轻柔和缓的环旋活动(即指揉法)5分钟(神阙穴除外)。

七、拔罐法

主穴:足三里、神门。肝肾阴亏配肝肾、肾俞、期门、三阴交、足三里。痰热扰神配内关、曲池、丰隆。选用中、小号火罐吸拔诸穴,留罐10~15分钟。每日1次,5次为1个疗程。

八、按摩疗法

取坐位,先拿五经,头部扫散法5~6次。然后按揉百会、四神聪、太阳、安眠、内关、神门、太冲、足三里,每穴2分钟。每日1次。

九、预防保健

饮食注意:一般对有消化道症状的患者来说,应该合理安排生活,防止暴饮暴食或进食无规律,以免增加胃肠道负担,加重症状;对有心脏病症状的患者来说,则应远离有刺激性的烟酒、浓茶、咖啡、辛辣食物等,因为它们能引起交感神经兴奋、心跳加速、心脏早搏等,使已有的症状更突出,建议以清淡、易消化的食物为主,进食后不要马上休息;对于腹胀、便秘者,也可以服用助消化和通便的药物。

十、文献摘要

《三因极一病证方论·七气证治》:"脏腑神气,不守正位,为喜怒忧思悲惊恐悸,郁而不行,遂聚涎饮结积,坚牢有如坯块，心腹绞痛，不能饮食，时发时止，发则欲死。”

《医旨绪余·论五郁》：“思想无穷，所愿不遂，抑郁不乐，因生痰涎，不进饮食，或气不升降，如醉如痴。”

《黄帝内经》：“胃不和则卧不安。”

《素问·刺热》：“肝热病者，小便先黄……手足躁，不得安卧。”

十一、医案举例

曹某，男，62 岁，2004 年 8 月 4 日初诊。失眠两年，伴腹胀腹泻年余。自诉退休两年以来，一直睡眠不佳，甚至整晚难以入睡。诊断为焦虑症（兼部分强迫思维），服用奥氮平治疗收效不显。胃镜示：慢性浅表性胃炎。刻诊：食后脘腹胀满，晨起恶心欲吐，疲乏无力，大便稀溏，日行 4～5 次，便后腹胀减轻，面色无华，体瘦，舌质淡暗、苔黄腻，脉细弦。中医诊断为不寐、泄泻，肝郁脾虚。以痛泻要方加减：白术 30g，白芍 20g，陈皮 15g，防风 20g，黄连 8g，煨木香 10g，炙甘草 6g，茯神 15g，炙远志 10g，代赭石 12g。每日 1 剂，水煎服。同时继服西药和心理疏导。8 月 11 日复诊，上症减轻，大便日行 1～3 次，较前成形，加醋柴胡 10g。继服 21 剂后诸症好转，每晚睡眠可达 6 小时左右，心理负担也逐渐减轻，后奥氮平逐渐减量以至停用，观察 3 个月未发。

按：该患者退休后心情抑郁，肝失疏泄，扰动心神而不寐。本病例的病机关键为“肝木乘克脾土”。治当疏肝解郁，养心安神。故用抑木扶土之痛泻要方以柔肝理气、补脾胜湿而止泻，醋柴胡疏肝，加黄连、煨木香清热燥湿、理气止泻，炙甘草、茯神、炙远志、代赭石健脾和胃、宁心安神，以收全效。

第十四节 抑 郁

一、概念

郁证,中医病名。郁证是由于情志不舒、气机郁滞所致,以心情抑郁、情绪不宁、胸部满闷、胸胁胀痛,或易怒易哭,或咽中如有异物梗塞等为主要临床表现的一类病证。患者内心有沉重感,整日忧心忡忡,愁眉不展。重者忧虑沮丧,唉声叹气,悲观失望,感到生活乏味,甚至认为生不如死。自我感觉不良,疲倦无力,无精打采,自卑自责,甚至有罪恶感,因而可出现自伤和自杀观念或行为。是亚健康中常见的状态。

二、病因病机

1. 愤懑郁怒,肝气郁结

厌恶憎恨、愤懑恼怒等精神因素,均可使肝失条达,气机不畅,以致肝气郁结而成气郁,这是郁证主要的病机。因气为血帅,气行则血行,气滞则血瘀,气郁日久,影响及血,使血液运行不畅而形成血郁。若气郁日久化火,则发生肝火上炎的病变,而形成火郁。津液运行不畅,停聚于脏腑、经络,凝聚成痰,则形成痰郁。郁火耗伤阴血,则可导致肝阴不足。

2. 忧愁思虑,脾失健运

由于忧愁思虑,精神紧张,或长期伏案思索,使脾气郁结,或肝气郁结之后横逆侮脾,均可导致脾失健运,使脾的消磨水谷及运化水湿的功能受到影响。若脾不能消磨水谷,以致食积不消,则形成食郁。若不能运化水湿,水湿内停,则形成湿郁。水湿内聚,凝为痰浊,则形成痰郁。火热伤脾,饮食减少,气血生化乏源,则可导致心脾两虚。

3. 情志过极,心失所养

由于所愿不遂,精神紧张,家庭不睦,遭遇不幸,忧愁悲哀等精神因素,损伤心脾,使心失所养而发生一系列病变。若损伤心气,以致心气不足,则心悸、短气、自汗;耗伤心阴以致心阴亏虚,心火亢盛,则心烦、低热、面色潮红、脉细数;心失所养,心神失守,以致精神惑乱,则悲伤哭泣,哭笑无常。心的病变还可进一步影响到其他脏腑。

情志内伤是郁病的致病原因。但情志因素是否造成郁病,除与精神刺激的强度及持续时间的长短有关之外,也与机体本身的状况有极为密切的关系。正如《杂病源流犀烛·诸郁源流》曰:"诸郁,脏气病也,其原本于思虑过深,更兼脏气弱,故六郁之病生焉。"说明机体的"脏气弱"是郁病发病的内在因素。

综上所述,郁病的病因是情志内伤。其病机主要为肝失疏泄,脾失健运,心失所养及脏腑阴阳气血失调。郁病初起,病变以气滞为主,常兼血瘀、化火、痰结、食滞等,多属实证。病久则易由实转虚,随其影响的脏腑及损耗气血阴阳的不同,而形成心、脾、肝、肾亏虚的不同病变。

三、中药辨证论治

1. 肝气郁结

症状:精神抑郁,情绪不宁,胸部满闷,胁肋胀痛,痛无定处,脘闷嗳气,不思饮食,大便不调,舌苔薄腻,脉弦。

治法:疏肝解郁,理气畅中。

方药:柴胡疏肝散加减。

药物组成:柴胡10g,丹参15g,白芍12g,制香附12g,枳壳9g,白花蛇舌草30g,虎杖20g,木香9g,五味子15g,白扁豆10g,山药15g,甘草10g。

2. 气郁化火

症状:性情急躁易怒,胸胁胀满,口苦而干,或头痛、目赤、耳鸣,或嘈杂吞酸,大便秘结,舌质红、苔黄,脉弦数。

治法:疏肝解郁,清肝泻火。

方药:丹栀逍遥散加减。

药物组成:牡丹皮10g,炒栀子10g,北柴胡6g,赤芍、白芍各15g,云茯苓12g,薄荷(后下)3g,全当归10g。

3. 血行郁滞

症状:精神抑郁,性情急躁,头痛,失眠,健忘,或胸胁疼痛,或身体某部有发冷或发热感,舌质紫暗,或有瘀点、瘀斑,脉弦或涩。

治法:活血化瘀,理气解郁。

方药:血府逐瘀汤。

药物组成:桃仁12g,红花、当归、生地黄、牛膝各9g,川芎、桔梗各4.5g,赤芍、枳壳、甘草各6g,柴胡3g。

4. 痰气郁结

症状:精神抑郁,胸部闷塞,胁肋胀满,咽中如有物梗塞,吞之不下,咯之不出,苔白腻,脉弦滑。

治法:行气开郁,化痰散结。

方药:半夏厚朴汤加减。

药物组成:半夏10g,厚朴10g,茯苓12g,紫苏、生姜各

6g,香附 10g,枳壳 6g,佛手 10g,旋覆花 10g,代赭石 10g。

5. 心神惑乱

症状:精神恍惚,心神不宁,多疑易惊,悲忧善哭,喜怒无常,或时时欠伸,或手舞足蹈,骂詈喊叫,舌质淡,脉弦。

治法:甘润缓急,养心安神。

方药:甘麦大枣汤。

药物组成:甘草 9g,小麦 30g,大枣 10 枚。

6. 心脾两虚

症状:多思善疑,头晕神疲,心悸胆怯,失眠,健忘,纳差,面色不华,舌质淡、苔薄白,脉细。

治法:健脾养心,补益气血。

方药:归脾汤。

药物组成:白术 9g,当归 9g,茯神 9g,黄芪 12g,远志 6g,龙眼肉 12g,酸枣仁 12g,人参 6g,木香 6g,炙甘草 3g,生姜 6g,大枣 3 枚。

7. 心阴亏虚

症状:情绪不宁,心悸,健忘,失眠,多梦,五心烦热,盗汗,口咽干燥,舌红少津,脉细数。

治法:滋阴养血,补心安神。

方药:天王补心丹。

药物组成:酸枣仁 12g,柏子仁 10g,当归 10g,天冬 9g,麦冬 10g,生地黄 15g,人参 10g,丹参 9g,玄参 10g,云苓 12g,五味子 8g,远志肉 9g,桔梗 8g。

四、药膳

1. 金橘酱

组成:金橘 500g,白糖 250g。

制法用法:将金橘洗干净,用刀切开,刮去籽,将金橘放入铝锅(忌用铁锅),用大火煮开,改用小火熬煮,待金橘皮肉煮烂,加入白糖,继续用小火煮至酱汁黏稠,冷却后装入干净的容器里,放入冰箱冷藏保存。每日2次,每次30g,温开水冲服,或加入馒头、面包中食用。

功效应用:疏肝解郁,行气化痰,适用于肝郁气滞型抑郁症。

方解:金橘皮薄味甜,芳香可口,擅长疏肝解郁,行气化痰。且能醒酒,民间有"胸中郁闷吃金橘"的谚语。

2. 橘皮扁豆粥

组成:鲜橘皮30g,白扁豆50g,粳米100g。

制法用法:先将橘皮洗净、切丝,与洗净的粳米、白扁豆同入锅中,加水适量,煮成稠粥即成。上、下午分服。

功效应用:疏肝健脾。适用于肝郁脾虚型抑郁症。

方解:橘皮含有挥发性芳香油,对胃肠有温和的刺激作用,能刺激消化液的分泌,中医认为其能疏肝健脾。白扁豆有温和的健脾止泻功效,补脾而不滋腻,化湿而不燥烈。粳米更有补益脾气的作用。

3. 当归尾赤芍散

组成:当归尾100g,赤芍100g。

制法用法:将当归尾、赤芍切片,晒干或烘干,共研成细粉,瓶装备用。每日2次,每次10g,温开水送服。

功效应用:活血化瘀,和络通脉。适用于肝血瘀滞型抑郁症。

方解:当归尾、赤芍均有活血化瘀、和络通脉的作用,对肝血瘀滞型抑郁症较为适宜。

4. 甘麦红枣蜜饮

组成:浮小麦30g,红枣10枚,炙甘草3g,蜂蜜30g。

制法用法:将浮小麦、红枣、炙甘草同入锅中,加水适量,煎煮 2 次,每次 30 分钟。合并煎液,趁热调入蜂蜜,搅匀即成。上、下午分服。

功效应用:健脾养心。适用于心脾两虚型抑郁症。

方解:浮小麦为小麦未成熟的颖果,用水淘洗可浮在上面,具有养心除烦敛汗功效,红枣补益心脾,甘草可益心气,补脾气。三味合用,即甘麦大枣汤,为治疗悲伤欲哭、精神恍惚、不能自主、呵欠频作的名方。本食疗制成蜜饮,更为老年人接受。

5. 玉竹茯神饼

组成:玉竹 20g,茯神 30 枚,粳米 100g,白糖 30g。

制法用法:将玉竹切片,晒干,研成细粉;茯神切片,阴干,研成细粉;粳米淘净,研成细粉;与玉竹粉、茯神粉、白糖同入锅中,加清水适量,调成糊状,用小火在平锅中摊烙成薄饼。当点心,随意服用。

功效应用:养阴宁心。适用于肝肾阴虚型抑郁症。

方解:茯神为多孔菌科真菌茯苓的菌核,其安神宁心作用较强,近代研究证明有镇静作用;玉竹擅长养阴宁心。二者合用,尤其对老年人的抑郁症状有一定疗效。

五、针刺疗法

主穴是两组:第一组,五脏俞加膈俞,即心俞、肺俞、脾俞、肝俞、肾俞及膈俞。第二组,神庭、百会、安眠、神门、三阴交。如果患者的情绪不稳或低沉郁闷,可加合谷、太冲穴;如果患者感到腹中有气上下窜动或腹胀,加气海、中脘、内关、璇玑以起到行气宽胸止胀的作用。毫针刺,补虚泻实。每日 1 次,两组穴位交替使用,留针 30

分钟,10 次为 1 个疗程。

六、穴位贴敷

主穴:内关、神门、厥阴俞、膻中。将当归、丹参、川芎、红花、黄芪、酸枣仁、柏子仁、远志、冰片、薄荷等各 20g,研末,用甘油调配成膏。涂抹于纱布上,大小约 2 厘米 ×2 厘米,厚度约 2 毫米,将纱布贴敷于穴位后用胶布固定。每 2 日换 1 次,5 次为 1 个疗程。

七、拔罐法

取穴:心俞、肝俞、涌泉、曲泉。患者取俯卧位,用中口径火罐吸拔诸穴 10 ~ 15 分钟,每日 1 次。

八、按摩疗法

疏经醒神:取坐位,医者用双拇指分推印堂至太阳穴,3 ~ 5 遍。再分抹眼眶及鼻翼两旁 5 ~ 10 次。拇指按揉百会 30 秒。五指拿五经及风池穴和颈项部 5 遍。双手拿肩井 1 分钟。

健脾和胃:取仰卧位,医者在腹部以顺时针方向掌摩法 3 分钟,并掌按中脘穴 2 分钟,以腹部温热舒适为度。

调理脏腑:取俯卧位,医者沿足太阳膀胱经两侧线推揉背部 3 ~ 5 遍,按揉心俞、肝俞、脾俞、胆俞、胃俞各 1 分钟,以宁心、疏肝、健脾、解郁。

九、预防保健

(1)正确对待各种事物,避免忧思郁怒,防止情志内伤,是防止郁证的重要措施。

（2）医务人员深入了解病史，详细进行检查，用诚恳、关怀、同情、耐心的态度对待患者，取得患者的信任，在郁证的治疗及护理中具有重要作用。

（3）对郁证患者，应做好精神治疗的工作，使患者能正确认识和对待疾病，增强治愈疾病的信心，并解除情志致病的原因，以促进郁证的完全治愈。

十、文献摘要

《素问·六元正纪大论》："木郁达之，火郁发之，土郁夺之，金郁泄之，水郁折之。"

《灵枢·口问》："悲哀愁忧则心动，心动则五脏六腑皆摇。"

《金匮要略·妇人杂病脉证并治》："妇人脏躁，喜悲伤欲哭，象如神灵所作，数欠伸，甘麦大枣汤主之"，"妇人咽中如有炙脔，半夏厚朴汤主之"。

《丹溪心法·六郁》："气血冲和，万病不生，一有怫郁，诸病生焉。故人身诸病，多生于郁。"

《景岳全书·郁证》："凡五气之郁，则诸病皆有，此因病而郁也。至若情志之郁，则总由乎心，此因郁而病也"；"初病而气结为气滞者，宜顺宜开。久病而损及中气者，宜修宜补。然以情病者非情不解"。

《证治汇补·郁证》："郁病虽多，皆因气不周流，法当顺气为先，开提为次，至于降火、化痰、消积，犹当分多少治之。"

《医林改错·血府逐瘀汤所治之症目》："瞀闷，即小事不能开展，即是血瘀"，"急躁，平素和平，有病急躁，是血瘀"，"俗言肝气病，无故爱生气，是血府血瘀"。

《类证治裁·郁证》:“七情内起之郁,始而伤气,继必及血,终乃成劳。主治宜苦辛凉润宜通。”

十一、医案举例

李某,女,32岁,2009年9月15日初诊,自诉:心慌,胸闷,纳差,乏力,经闭3个月未行,少腹胀痛,甚则痛连两胁,口苦易怒,观其形体消瘦,面色黧黑,舌质暗、苔薄白,脉弦涩。

问其病史,患习惯性流产,2年流产3次,随着年龄增长,求子心切,久之郁而成患,此证肝郁气滞无疑,立方以疏肝解郁兼活血化瘀,血府逐瘀汤加减:当归15g,生地黄12g,桃仁10g,红花6g,枳壳6g,柴胡6g,香附6g,木香6g,川牛膝9g,川郁金9g,青皮6g,栀子9g,神曲9g,佛手9g,香甘松5g,甘草3g。5剂,水煎服,每日1剂。

二诊:药后腹胀胁痛减轻,食欲尚可,继以前方加玄胡、丹参,增加活血化瘀之力,以图气血调和。5剂,水煎服,每日1剂。

三诊:症状好转,月经来潮,量多块下,已无腹胀胁痛,精神好转,以逍遥丸3盒,每次2丸,每日2次,以调和肝脾,体渐康复。

第十五节 健 忘

一、概念

健忘是指记忆力差、遇事易忘的症状。多因心脾亏损,年老精气不足,或瘀痰阻痹等所致。常见于神劳、脑萎、头部内伤、中毒等脑系为主的疾病之中。

二、病因病机

1. 气血阻塞

气血阻塞经络导致疾病。《素问·调经论》曰:“血并于下,气并于上,乱而善忘。”说明了血液运行与气机的关系密切,血液向下运行蓄积于体内可以引起善忘,如果气机上逆,上烦心神也会引起精神烦乱。

2. 七情内伤

七情内伤,导致健忘。在《灵枢·本神》中有提到“肾盛怒而不止则会伤志,志伤则会喜忘其前言”。说明大怒不止会伤及情志,情志久久不疏也会伤及心神导致遗忘。

3. 气血运行紊乱

气血运行紊乱也会导致疾病。《素问·五常政大论》:“太阳司天,寒气下临,心气上从,热气妄行,善忘。”肾水若寒的情况下,肾水与心不能相互运行协调。心火尤胜不能下达于肾,从而导致了血液的运行逆乱,血并于上而善忘。

4. 脾胃虚弱

脾胃系统如果虚弱也导致相应的疾病。《灵枢·大惑论》曰:“上气不足,下气有余……虚则荣,卫留于下,久之不以时上,故善忘也。”脾主升清,脾主统血,与机体的气机运行有关。如果脾胃失调,则相应脏器的功能紊乱,也会导致善忘。

三、中药辨证论治

1. 心肾不交

症状:遇事善忘,腰酸腿软,或有遗精,头晕耳鸣,或手足心热,心烦失眠,舌红、苔薄白,脉细数。

治法:交通心肾。

方药:交泰丸。

药物组成:黄连 1.5g,肉桂心 15g。

2. 心脾气虚

症状:心悸怔忡,失眠多梦,健忘,食少,腹胀,大便稀溏,倦怠乏力,或见崩漏、便血、皮下出血,舌淡,脉细弱。

治法:健脾养心,补益气血。

方药:归脾汤。

药物组成:白术 9g,当归 9g,茯神 9g,黄芪 12g,远志 6g,龙眼肉 12g,酸枣仁 12g,人参 6g,木香 6g,炙甘草 3g,生姜 6g,大枣 3 枚。

3. 痰热上扰

症状:心烦健忘,胸闷脘痞,泛恶嗳气,伴口苦,头重,目眩,舌偏红、苔黄腻,脉滑数。

治法:清化痰热。

方药:黄连温胆汤加减。

药物组成:黄连 6g,竹茹 12g,枳实 6g,半夏 6g,橘红 6g,甘草 3g,生姜 6g,茯苓 10g。

四、药膳

1. 养心粥

来源:《食疗百味》。

组成:人参10g(或党参30g),红枣10枚,麦冬、茯神各10g,糯米100g,红糖适量。

制法用法:先将人参、麦冬、红枣、茯神共煎,去渣,取汁,再与洗净的糯米同煮为粥,调入红糖即可。

功效应用:益气养血安神。适用于心气血两虚引起的心悸,健忘,失眠,多梦,面色无华,舌质淡,脉细或结代等。

方解:本方所治之证,为气血两虚所致。方中人参甘、微苦,温,大补元气,安神益智,主治气血津液不足所致之健忘之证。红枣、麦冬滋养阴血。茯神安定心智。四药合用,益气血而安神志。

2. 核桃枸杞山楂汤

组成:核桃仁50g,枸杞子30g,山楂30g,菊花12g,白糖适量。

制法用法:核桃仁洗净,磨成浆汁,倒入瓷盆中,加清水稀释、调匀,待用。山楂、菊花洗净,水煎2次,去渣合汁1000毫升。将山楂、菊花汁同核桃仁浆汁一同倒入锅内,加白糖搅匀,放入洗净的枸杞子,置火上烧至微沸即成。代茶常饮,连服3~4周。

功效应用:补肾益精安神。适应于肾精亏虚型健忘症。

方解:本方所治之证,为肾精亏虚所致。核桃味甘性温,归肾、肺、大肠经,具有壮腰补肾、敛肺定喘的功效。

可填精补肾，适用于因精亏不足而致的健忘、失眠等症。枸杞子味甘性寒，入肝、肾经，为补益肝肾阴精之佳品。山楂、菊花合用，补而不滞，实为补肾活血、安神益脑之良方。

3. 龙眼酒

组成：龙眼肉60，上好烧酒500g。

制法用法：龙眼肉于酒内浸百日，随个人酒量适量饮用。

功效应用：补心脾，益气血。适用于心脾两虚所致失眠，食少纳差，心神不宁，精神不集中，睡眠不实等。

方解：本方所治之证，为心脾两虚所致。心神失养，则见心神不宁、睡眠不实；脾失健运，则见食少纳差。治宜补心脾，益气血。方中龙眼又称桂圆，具有补心脾、益气血之功，为滋补心脾之要药，凡思虑过度，劳伤心脾而见心悸失眠者，用之尤为适宜。《神农本草经》谓其："久服强魂魄，聪明，轻身不老，通神明。"《本草药性大全》称其："养肌肉，美颜色，除健忘，却怔忡。"浸酒内服，其味醇香甘甜，益气血之功更捷。

使用注意：湿阻中满或有停饮、痰、火者不宜服用。不善饮酒者，也可煎汤内服。孕妇不宜服用，以免生热助火。

4. 神仙富贵饼

来源：《遵生八笺》。

组成：炒白术、九节菖蒲各250g，山药1kg，米粉适量。

制法用法：白术、菖蒲用米粉水浸泡1日，切片，同煮熟，然后加入山药共研为末，再加米粉适量和少量水，做成饼，蒸熟食用。食用时可佐以白糖。

功效应用:健脾化痰,开窍益智。适用痰湿阻窍所致的记忆力减退,眩晕,神思不安,悲忧不乐,口中黏腻,痰多腹胀,胃纳不佳,恶心胸闷,神情恍惚,或耳中轰响,或呵欠连天等。

方解:本方所主,为痰湿壅阻,心窍蒙蔽所致的健忘、眩晕、情志不安诸症,治宜健脾祛湿、化痰开窍。方中用白术健脾补气,燥湿化痰。可知益智之功在其他药物之上。山药则平补肺脾肾三脏,对智力活动也有很好的促进作用,如《神农本草经》所说的"主伤中,补虚,除寒热邪气,补中益气力,长肌肉,久服耳目聪明"。诸药合用,制成米糕,调、蒸两宜,老人、儿童皆可食用。

5. 山药芡实粥

来源:《寿世保元》。

组成:山药 50g,芡实 50g,粳米 50g,香油、食盐各适量。

制法用法:山药去皮切块,芡实打碎,两者同入锅中,加水适量煮粥,待粥熟后加香油、食盐调味即成。每晚温热服食。

功效应用:补益脾肾,除湿止带,固精止遗安神定志。适用于脾肾两虚或脾虚有湿所致健忘失眠,纳少便溏,倦怠乏力,形体羸瘦等。

方解:本方所治之证,为脾肾虚弱所致,治宜健脾固肾。方中山药甘平质润,健脾益肾,为药食两用之佳品,芡实与之相伍,再与健脾益气、强身健体的粳米合而为粥,齐奏健脾固肾、收敛固涩之功,是以下脾肾双补,安神定志。而且味美可口,服食方便,宜于久服。

使用注意:本方补涩力较强,凡湿热为患所致之带下尿频、遗精白浊诸症，不宜服用。

五、针刺疗法

主穴：百会、神门。心肾不交者加心俞、肾俞；心脾气虚者加心俞、脾俞、足三里。毫针刺，补虚泻实。每日1次，10次为1个疗程。

六、穴位贴敷

心肾不交：黄连1.5g、肉桂心10g。

心脾气虚：白术6g、当归6g、黄芪9g、龙眼肉9g。

痰热上扰：黄连6g、竹茹9g、半夏6g、茯苓9g。

将诸药研末装瓶储存，用时取3~5g用醋调糊，敷于神阙穴。每日睡前敷上，晨起取下。每日1次，10次为1个疗程。

七、拔罐法

心脾两虚：心俞、脾俞、膈俞、三阴交、中脘。取坐位，选用中口径火罐吸拔诸穴10~15分钟，每日1次。

心肾不交：心俞、肾俞、通里、命门。取坐位，选用中口径火罐吸拔诸穴10~15分钟，每日1次。

痰浊扰心：脾俞、章门、内关、阳陵泉。取坐位，先针刺脾俞、章门，再选用中口径火罐吸拔其余诸穴10~15分钟，每日1次。

瘀血攻心：肝俞、膈俞、廉泉、大陵。取坐位，先针刺膈俞、廉泉，再选用中口径火罐吸拔其余诸穴10~15分钟，每日1次。

八、按摩疗法

按摩神门穴:经常按摩神门穴[双侧,在腕部,右(左)手仰掌,腕横纹左(右)侧稍上方凹陷处]。有镇静安神的作用。

开天门:用两手中指从印堂穴(在额部,位于两眉头连线的中点)交替向上轻推至发际10次;再由发际向上推至百会穴(在头顶,位于两耳尖连线的中点)10次,接着按压百会穴呼吸3次。如此为1遍,共做3~7遍。

提捏耳垂:用双手分别提捏两侧耳垂,至耳垂发热为度。

常揉太溪穴:两手大拇指分别按在同侧太溪穴(位于足内侧,内踝与跟腱之间的凹陷处),其余四指作支撑,发力揉按,力度以稍感酸痛为好。每日早、晚各揉1次,每次5分钟。能改善记忆力下降。

按摩百会穴、按揉位于发际和眉毛之间的部位、敲打后脑勺,能增强记忆力。

指压百会穴(见前),可健脑防衰。

按摩太阳穴:两拇指在太阳穴,用较强的力量,先顺时针方向后逆时针方向旋转按摩各12次。可提高智力、养神健脑。

九、预防保健

1. 勤于用脑

“用进废退”是生物界发展的一条普遍规律,大脑亦是如此。勤奋的工作和学习往往可以使人的记忆力保持良好的状态。对新事物要保持浓厚的兴趣,敢于挑战。

中老年人经常看新闻、电视、电影，听音乐，特别是下象棋、围棋，可以使大脑精力集中，脑细胞会处于活跃状态，从而减缓衰老。此外，适当地有意识地记一些东西，如记喜欢的歌词、记日记等对记忆力也很有帮助。

2. 经常参加体育锻炼

体育运动能调节和改善大脑的兴奋与抑制过程，能促进脑细胞代谢，使大脑功能得以充分发挥，延缓大脑老化。

3. 摸索一些适合自己的记忆方法

对一定要记住的事情写在笔记本上或写在便条上，外出购物或出差时列一个单子，将必须处理的事情写在日历上……都是一些可取的记忆方法。另外，联想、归类都是一些良好的记忆习惯。

其实，健忘症并不是可怕的疾病，但因为健忘而造成的忧郁、不安或自信心降低却可能带来更大的危害。我们认识了健忘症就应该正确地对待它，积极地调整自己，不要让它困扰我们的工作、生活。

4. 吃低脂食品

日常膳食中，要注意减少动物油等饱和脂肪的摄入，多吃蔬菜、水果，这有利于改善脑血管的机能。坚持适量运动。研究表明，肢体活动也与认知功能密切相关，可延缓脑力衰退。

5. 多进行脑力活动

如读书看报、下棋、弹琴，或学一种新语言，均是很好的脑力锻炼。少量饮酒，这样可减缓记忆力的丧失，但要尽量喝优质葡萄酒。经常嚼口香糖，日本某大学的一项研究显示：咀嚼也许能预防记忆力衰退。因此，他们认为常嚼口香糖是一种不增加进食量,又能刺激海马体的好方法。

十、文献摘要

《素问·调经论》:“血并于下,气并于上,乱而善忘。”

《素问·五常政大论》:“太阳司天,寒气下临,心气上从,热气妄行,善忘。”

张仲景《伤寒杂病论》:“阳明证,其人喜忘者……所以然者,本有瘀血,故令人喜忘。”

葛洪《肘后方》:“人心孔昏塞多忘喜误。”

巢元方《诸病源候论》:“心劳者,忽忽喜忘,大便苦难,或时鸭溏,内生疮。”

孙思邈《千金翼方》第十五卷“补益”认为六极之中“六极令人无色泽,恍惚喜忘”“精极令人无发,发肤枯落,悲伤喜忘,意气不行”。

《圣济总录·心脏门》:“善忘多惊,梦寝不宁,精神恍惚,皆手少阴经虚寒所致。”

十一、医案举例

张某,女,44岁,2012年7月15日初诊。患者主诉健忘半年,伴见夜寐易醒,心悸,舌尖红、边有齿痕、苔黄腻,脉弦细。辨证属心脾两虚兼有痰湿,治宜补益心脾,化痰益智,用归脾汤和温胆汤加减。方药:黄芪30g,当归10g,茯神15g,酸枣仁30g,龙齿20g,夜交藤30g,石菖蒲10g,合欢皮10g,夏枯草15g,枳壳10g,赤芍、白芍各15g,法半夏10g,竹茹10g,浙贝母15g,益智仁10g,灯心草2g。7剂,水煎服。

二诊，健忘失眠好转，仍有心悸，胸闷，舌红、苔白、边有齿痕，脉沉细。痰湿已化，阴血亏虚仍存，治宜滋养阴血，安神益智为主，处以天王补心丹加减。方药：柏子仁15g，天冬15g，麦冬15g，远志15g，朱茯神15g，五味子15g，百合15g，桂枝10g，川芎10g，酸枣仁30g，知母10g，夜交藤30g，白芍15g，炙甘草10g，黄连10g，龙齿20g，珍珠母20g，合欢花15g。依法调理月余得愈。

按：血是神的物质基础，血液充盈，运行正常，才能神志清晰、精力充沛，即《灵枢·平人绝谷》所谓“血脉和利，精神乃居”。反之，思虑伤脾，饮食不节等因素导致气血不足，就可能引起精神恍惚，出现健忘。心主血、肝藏血、脾统血，心、肝、脾在保证血液的正常运行方面发挥着至关重要的作用。

第十六节 性功能下降

一、概念

男性性功能减退是指男子遗精、阳痿、早泄。

二、病因病机

(1)不良性刺激,使心有所恶,情怀不畅,情欲不能疏泄,抑郁过久;或因伴侣一方性功能障碍,久而久之,情志不遂则性欲减退。

(2)素禀心胆气虚,或久病,或突受惊恐伤及心胆之气,使心失所主,胆失决断,神魂不宁,不思兴趣则性欲减退。

(3)饮食不节,过食肥甘厚味,或久思伤脾致脾失健运,聚湿生痰;或形体肥胖,素有湿痰;或阳气虚弱,津液运化失常,聚湿为痰,痰湿阻滞,气血不畅,阴器失养,久之性欲减退。

(4)先天禀赋不足,肾气虚损,天癸匮乏;或恣情纵欲,房事不节,肾精亏耗,阴损及阳,命门火衰;或婚育过早,或手淫过度,所伤太过;或久病失养;或误用苦寒之品伤阳,致使命门火衰,导致肾主作强无力,故不思色欲。

(5)思虑过度,耗伤心血,或因病伤脾,脾虚化源不足,气血虚少,心神失养,弱不思欲,性欲减退。

三、中药辨证论治

1. 肾阳不足(或命门火衰)

症状:虚劳羸瘦,神疲乏力,畏寒肢冷,阳痿滑精,腰膝酸痛,筋骨痿软。

治法:补肾壮阳。

方药:阳春药。

药物组成:淫羊藿 100g、菟丝子 200g、制首乌 200g、熟地黄 100g、枸杞子 300g、鹿茸 10g、黄芪 50g、肉苁蓉 50g、阳起石 100g、水貂鞭胶 20g、羊鞭胶 50g、广狗肾胶 100g。

2. 气血两虚(或心脾两虚)

症状:心悸怔忡,健忘失眠,盗汗,阳痿滑精,气血虚少,心神失养,弱不思欲,性欲减退,体倦食少,面色萎黄,舌淡、苔薄白,脉细弱。

治法:补益心脾。

方药:人参归脾丸加减。

药物组成:白术、当归、白茯苓、黄芪、炒远志、龙眼肉、炒酸枣仁各 3g,人参 6g,木香 1.5g,炙甘草 6g。

3. 肝郁气滞

症状:胸胁胀闷或胀痛,精神抑郁,烦躁易怒,性欲下降,脉弦。

治法:调理气机,疏肝解郁。

方药:柴胡疏肝散加减。

药物组成:柴胡 10g,丹参 15g,白芍 12g,制香附 12g,枳壳 9g,白花蛇舌草 30g,虎杖 20g,木香 9g,五味子 15g,白扁豆 10g,山药 15g,甘草 10g。

四、药膳

1. 川续断杜仲煲猪尾

组成:川续断 30g,杜仲 30g,猪尾 1 ~2 条,盐少许。

制法用法:猪尾去毛洗净,与川续断、杜仲共加水,用瓦罐煮熟,炖烂,放盐少许调味食用。

功效应用:温肾壮阳。适用于肾亏阳痿伴随腰酸腿软,头晕耳鸣等症状者。

方解:方中川续断、杜仲有补益肝肾,强筋壮骨之功效。猪尾性味甘温,具有益肾壮骨的功效。诸味合用,共奏温肾壮阳之效。

2. 虫草炖鸭

组成:雄鸭 1 只,冬虫夏草 10 支,调料适量。

制法用法:将雄鸭去毛,洗净内脏,放砂锅内加冬虫夏草,放入食盐、葱、姜等调料少许,加水以小火煨炖,烂熟即可。

功效应用:滋阴补肾。

方解:方中鸭肉味甘,性凉,具有滋阴补肾,利水消肿的作用。冬虫夏草具有补肺益肾,补虚损的功效。二者合用,共奏滋阴补肾的治疗效果,故而适用于肾虚阴亏引起的阳痿早泄。

五、针刺疗法

主穴:肾俞、关元、三阴交。命门火衰配命门;湿热下注配阴陵泉。毫针刺,补虚泻实。每日 1 次,留针 30 分钟,6 次 1 个疗程。

六、穴位贴敷

方法一:五灵脂、白芷、青盐各 6g,麝香 0.3g,先将前 3 味药研细末然后加入麝香调匀,备用。使用时将面粉和成面圈置于脐上,再将其药末填实于脐中,最后用艾条于脐上灸至温暖而止。隔日治疗 1 次。10 次为 1 个疗程，共观察 4 个疗程。

方法二：取吴茱萸、五倍子各等分，共研细末，用醋调成糊状，睡前敷于神阙穴，晨起去掉。每日 1 次，7 日为 1 个疗程。

七、拔罐法

命门火衰：肾俞、命门、关元、三阴交、复溜。取坐位，选中口径火罐吸拔诸穴 10 分钟，每日 1 次。

心脾两虚：肾俞、脾俞、三焦俞、命门、气海、关元、中极、足三里。取坐位，选中口径火罐吸拔诸穴 10 分钟，每日 1 次。

湿热下注：肾俞、膀胱俞、肝俞、中极、次髎、阳陵泉。取坐位，先以针点刺肾俞、膀胱俞，再选中口径火罐吸拔余下诸穴 10 分钟，每日 1 次。

八、按摩疗法

(1)推揉培肾固本：取仰卧位，医者以一指禅推法在患者腹部操作 3 分钟，以下腹为主。以摩法在下腹部操作约 5 分钟，至患者腹部有热感。指揉关元、气海、中极、神阙穴，每穴 1 分钟。

(2)按擦补脾益肾：取俯卧位，医者按揉心俞、肾俞、脾俞、命门，每穴 1 分钟。擦腰阳关，以透热为度。按揉双侧三阴交，每侧 1 分钟。

九、气功疗法

以下功法择其一二，勤加修炼，一般半个月即有效果。

1. 强壮功

(1)姿势:一般以站式为主,坐式为辅。

(2)呼吸:采用自然呼吸或深呼吸。自然呼吸法:呼吸顺乎自然,柔和均匀,不加任何意念。深呼吸法:即鼻吸鼻呼,舌尖轻抵上腭,吸气时胸腹均隆起,呼气时腹部回收凹陷,渐达到深长、细柔、均匀的程度。

(3)意念:意守丹田。练功时将思想集中于丹田(脐下一寸五分处),要似有似无地想,不可精神紧张地守丹田,应似守非守,若即若离。

(4)收功:搓热双手浴面18次;搓双耳18次;摩腹72圈(左右手逆顺时针各转18圈为1次,共2次)。

2. 铁裆功

(1)推腹:采用平坐式或卧式,全身放松,排除杂念,自然呼吸。两手掌重叠(左上右下)自剑突向下推至耻骨联合处,如此36次。

(2)揉腹:手势同(1),按在脐部(气海穴)向左右旋揉转动各36次。

(3)捻精索:用拇指、食指、中指一起捻阴茎根部左右精索各36次,以微胀酸感、舒适不痛为准。

(4)兜睾丸:两手搓热,然后一手兜睾丸,另一手小指侧放于小腹阴毛处,然后两手同时用力,向上擦兜睾丸100次左右。初始力量轻、次数少,以后逐渐加大。

(5)擦睾丸:双手搓热,然后一手抓起阴茎和睾丸,另一手擦睾丸36次,再换另一侧擦36次。

(6)挂裆:平行站立,两脚与肩同宽,用长、宽各为50厘米的纱布折成带状捆于阴茎和睾丸根部,下挂3千米左右的沙袋,前后摆动 50 次。以阴茎与睾丸充血,微有酸胀感,两侧腹股沟有轻微牵引感而不痛为准。

(7)通背:平行站立,两脚与肩同宽,双手半握拳,左手捶右侧肩井穴,同时右手捶左侧肾俞穴;然后,换右手捶左肩井穴,左手捶右肾俞,各 36 次。

(8)捶肾:姿势同(7),以拳背交替捶击腰背部同侧肾区各 36 次。呼吸要自然,动作宜柔和,然后再揉按,搓热局部为止。

(9)扭膝:以两手掌按在膝上,双膝并拢微屈,向左右旋扭各 18 次。

(10)滚棍:平坐,两足并拢踏在圆棍上,前后各 36 次。注:阴部手术瘢痕、阴部严重静脉曲张、输精管结扎、急性睾丸炎、下腹部手术挂裆疼痛、附睾炎及未婚青年不宜练此功。

3. 固精法

自然仰卧在床上,枕头可略高一点儿。两目内视,舌抵上腭,闭口。排除杂念,意守丹田,两手重叠,先右手指盖在左手背上,左手按在肚脐上,转圈按摩,先逆时针 18 圈,再顺时针 18 圈;然后,再换左手以同样方式做 36 圈;最后双手尖并在一起,上从心口起,下至腹底耻骨联合止,以丹田为中心,上下推捋按摩 36 次(一上一下为 1 次)。推捋向下时,大拇指用力,向上时小拇指用力。

十、预防保健

1. 节制性生活

性生活以一周 1 ~2 次为宜,40 岁以后逐渐减少为两周 1 ~2 次。忌酒后同房、纵欲过度。当然,性交次数多少，也要因人而异，以性交后次日不疲劳，无头晕目眩、腰酸腿软等为宜。

2. 保持心情开朗

尤其性交前要先适当调整好情绪，如互相交谈温存的话，听听轻音乐，同时要相信自己的能力，切忌紧张和无故怀疑自己的性功能。害怕失败，则往往失败。

3. 积极治疗影响性功能的疾病

如前列腺炎、前列腺肥大症、围绝经期综合征、慢性肾炎等。慢性肾炎患者大多数有性功能减退，且与病程呈正比关系，尤其肾虚型患者。

4. 慎用药物

降压药可以减弱性欲，青壮年高血压患者要慎用。中药如鹿茸、动物外肾等，虽有较好的壮阳、增强性功能的作用，但久用又可耗伤肾阴，从而影响肾阳化源不足而使肾功能衰退。

5. 戒烟

新的研究表明，吸烟是导致阳痿的潜在因素，有研究调查了116 名吸烟者，发现常年吸烟会影响血液循环。1986 年加拿大学者用一种微型测压装置对 178 名吸烟和非吸烟的阳痿患者测量了阴茎血压，发现每 4 名吸烟者中就有一个人的阴茎血液循环不良，而不吸烟者则每 12 人中才有一人有此症状。可见吸烟能损害阴茎的血液循环。此外，研究发现吸高尼古丁含量的烟的人阴茎勃起慢于吸低尼古丁含量的烟的人以及吃薄荷糖的人。故戒烟可预防性功能减退，对于那些吸烟及性生活有问题的人更应该戒烟。

十一、文献摘要

《素问·上古天真论》中有云:"丈夫八岁肾气实,发长齿更。二八肾气盛,天癸至,精气溢泻,阴阳和,故能有子。三八肾气平均,筋骨劲强,故真牙生而长极。四八筋骨隆盛,肌肉满壮。五八肾气衰,发堕齿槁。六八阳气衰竭于上,面焦,发鬓斑白。七八肝气衰,筋不能动。八八天癸竭,精少,肾脏衰,形体皆极。则齿发去。"又云:"帝曰:有其年已老而有子者何也?岐伯曰:天癸至,精气溢泻,阴阳和,故能有子。此其天寿过度,气脉常通,而肾气有余也。"

《素问·灵兰秘典论》云:"肾者,作强之官,伎巧出焉。"言简意赅地说明了肾脏在性活动中起到了决定性的关键作用。

《灵枢·经脉》云:"厥阴者,肝脉也,肝者筋之合也,筋者聚于阴器。"

《素问·痿论》中指出:"思想无穷,所愿不得,意淫于外,入房太甚,宗筋弛纵,发为筋痿,及为白淫。故《下经》曰,筋痿者,生于肝,使内也。"

《诸病源候论·虚劳阴冷候篇》曰:"血气不能相荣,故使阴冷也。"

《虚劳阴冷候篇》中亦云:"阴阳俱虚弱故也。肾主精髓,开窍于阴。今阴虚阳弱,血气不能相荣,故使阴冷也。久不已,则阴痿弱。"

《三元延寿参赞书》云:"远行疲乏入房,为五劳虚损。"

《寿世保元》云:"男子破阳太早,则伤其精气,女子破阴太早,则伤其血脉。"

《太平圣惠方》曰:"若人动作劳伤,情欲过度,气血衰损,阴阳不和,脏腑既虚,精气空竭,不能荣华,故令阳气痿弱也。"

十二、医案举例

张某,男,20 岁。患者自述阳痿已 3 年,伴有遗精、滑精,小便黄短不利,少腹闷而不舒。脉沉弦有力,舌红苔薄黄。此青年未婚而阳痿不起,给予柴胡 12g、枳实 12g、白芍 30g、炙甘草 9g,服药 4 剂后,少腹觉舒,遗精已止。原方又服 6 剂,患者自述晨起时阴茎已能勃起。此气机已开,改用龙胆泻肝汤以清肝胆之火。服用 6 剂后,各方面均已正常,嘱其慎养为宜。

按语:病多始于有所思而不能遂愿,久之而成气郁,郁则阳气不达,故阳痿;郁而化火,相火妄动,故遗精梦滑。治宜以开郁为先。

第十七节　经前乳胀

一、概念

每值经前或经期乳房作胀，甚至胀满疼痛，或乳头痒痛者，称“经行乳房痛”。经前发生的乳胀，一般发生在临经前 3 ~ 7 日，有的甚至在经后半个月左右即发生乳胀，至月经来 1 ~ 2 日才消失。亦有直到月经干净后开始消失，于下次月经前重复发作，颇有规律性和周期性。乳胀的表现，有乳房作胀、疼痛，乳胀兼有结块及乳胀结块兼有灼热感等。其特征是感觉胸胁闷胀，乳部作胀，小腹饱胀，往往自感有气膨胀于胸腹，非常难受，胀甚则疼痛。

二、病因病机

乳房属胃，乳头属肝，冲脉所司在肝而又隶于足阳明胃经，故冲脉与乳房、乳头相关。

若肝气郁结或痰湿阻滞，遇经前、经期冲脉气血充盛，郁滞更甚，令乳络不畅，可致本病发生。常见分型有肝郁气滞和胃虚痰滞。

1. 肝郁气滞

素性抑郁，或忿怒伤肝，疏泄失司，经前或经期冲脉气血充盛，肝司冲脉，肝脉气血郁满，肝脉挟乳，乳络不畅，遂致乳房胀痛或乳头痒痛。

2. 胃虚痰滞

脾为生痰之源，胃为贮痰之器。饮食不节，劳倦思虑，损伤脾胃，或郁怒伤肝，肝旺乘脾，脾虚运化失职，水湿聚而成痰，经前或经期冲气偏盛，冲隶阳明，胃脉过乳，冲气挟痰湿阻络，乳络不畅，遂致乳房胀痛或乳头痒痛。

三、中药辨证论治

1. 肝郁气滞

症状：除了乳房乳头胀痛不可触摸外，伴烦躁不安，胸闷，肋骨抽痛，易怒，反胃，下腹两旁胀痛，月经夹血块色黑，性生活不协调，脸上长黑斑等。

治则：调肝理气和胃。

方药：柴胡疏肝散加减。

药物组成：柴胡10g，丹参15g，白芍12g，制香附12g，枳壳9g，白花蛇舌草30g，虎杖20g，木香9g，五味子15g，白扁豆10g，山药15g，甘草10g。

2. 肝郁脾湿

症状：有经前乳房胀痛，触痛明显，下腹胀痛伴下坠感，食欲减退，四肢无力，易腹泻，平时白带多，月经量多色淡等。

治则：健脾利湿行气。

方药：平胃散加减。

药物组成：苍术（去黑皮，捣为粗末，炒黄色）120g，厚朴（去粗皮，涂生姜汁，炙令香熟）90g，陈橘皮（洗令净，焙干）60g，甘草（炙黄）30g，茯苓20g，薏苡仁20g。

3. 肝肾阴虚

症状：除了乳房胀痛外，常会烦热，睡眠不宁，头痛眩晕，手足心热，口唇色红，唇舌易溃破，身体瘦弱吃不胖，腰酸，膝无力等。

治则：滋肾养肝。

方药:一贯煎加减。

药物组成:沙参 15g,生地黄 10g,郁金 10g,当归 9g,丹参 15g,赤芍 15g,白芍 10g,地龙 10g,川楝子 10g,首乌 20g,枸杞子 10g,甘草 5g。

四、药膳

1. 青皮香附茶

组成:青皮、香附、麦芽各 15g。

制法用法:将香附碾碎,然后与青皮一同泡水。代茶频饮。

功效应用:疏肝理气,通经止痛。适用于经前乳胀痛属肝气郁滞型。

方解:方中青皮归肝胆胃经,能疏肝理气,消积化滞。香附为疏肝理气行气止痛之要药。两者合用进一步增强疏肝解郁,理气通络的作用,对于调理经前期乳房胀痛属肝气郁滞者效果甚好。

2. 苍朴橘皮粥

组成:苍术 15g,厚朴 10g,橘皮 10g,粳米 50~100g。

制法用法:先将苍术,厚朴水煎 30 分钟,弃渣取汁。将橘皮切丝。将药汁、橘皮和粳米一同下锅熬粥,粥熟即成。每日 2~3 次。

功效应用:燥湿健脾,行气通络。适用于经前乳胀痛属脾虚痰阻型。

方解:本方所治之证,由于脾胃虚损,运化失职,水湿内聚成痰,经前或经期冲气偏盛,冲气挟痰湿阻络,乳络不畅,遂致乳房胀痛。方中厚朴是消除胀满的要药,和苍术是健脾燥湿理气的经典对药。气能行津,气滞则水停。

再加入橘皮加强行气化水的作用。

五、针刺疗法

主穴:乳根、膻中。肝郁气滞配太冲;肝肾阴虚配阴陵泉、太溪;肝郁脾湿配三阴交。毫针刺,补虚泻实。每日1次,留针30分钟,6次为1个疗程。

六、穴位贴敷

取香附、川芎各30g,全瓜蒌、炮山甲、天南星各2g,青皮、郁金、连翘各15g,麝香5g。将诸药共研细末,储瓶备用。用药前,先将脐部用75%乙醇溶液擦洗干净,用药末填满,然后用胶布贴紧密封。每3日换药1次,10次为1个疗程。疗程间相隔3~5日。

七、拔罐法

主穴:膻中、屋翳、内关、肝俞、三阴交。肝郁气滞配太冲;肝肾阴虚配阴陵泉、太溪。选用中、小号火罐吸拔诸穴,留罐10~15分钟。每日1次,5次为1个疗程。

八、按摩疗法

(1)揉摩调气散结:取仰卧位,医师以揉法施于乳房周围的乳根、膻中穴,手法要轻,约2分钟。再按揉中脘、天枢、气海穴,每穴2~3分钟。接着再用揉摩法施于胃脘部及腹部,分别5分钟。

(2)推揉通经:取俯卧位,医者用一指禅推法沿背部膀胱经第1、2侧线反复操作,然后用拇指按揉肝俞、脾俞、胃俞穴,每穴2分钟,以酸胀为度。

(3)按揉调气通乳:取坐位,医者先按揉风池穴,在沿颈椎两侧向下至大椎两侧,往返30遍。再拿风池、肩井,点按天宗、曲池、内关各30秒。

九、预防保健

1.饮食

在饮食的方面是需要注意的,不管是在什么样的情况下,饮食都是非常重要的。所以需要饮食均衡,多吃低脂肪、高纤维的食物。还有多吃一些豆类、五谷杂粮、新鲜的蔬菜和水果等,远离咖啡。虽然现在还没有确实的证据证明咖啡因导致或加剧乳房疼痛,但临床观察表明,很多有乳房胀痛症状或其他相关良性症状的女性在减少摄入咖啡因后,症状都有明显的改善。不仅只针对咖啡,凡含有咖啡因的汽水、巧克力、冰淇淋、茶以及含咖啡因的止痛药最好都不要再吃了。

2.内衣

如果不穿内衣的话是会让乳房下垂的,所以在白天出门的时候需要穿好内衣再出门。内衣可以防止受到压迫的乳房神经继续受到压迫,可以减轻一些乳房的不适感。

3.坚持按摩乳房

轻轻按摩乳房,可以使过量的体液再回到淋巴系统,而且还能预防乳腺疾病的发生。

十、文献摘要

《临证指南医案》:“乳房为少阳脉络经行之所,此经气血皆少,由情怀失畅,而气血郁痹,有形而痛,当治在络。乳房结核，是少阳之结，此经络气血皆薄，攻之非易。”

《丁甘仁医案》:“肝郁木不条达，挟痰瘀凝结，乳房属胃，乳头属肝，肝胃两经之络，被阻遏而不得宣通，乳部结块。”

《丹溪治法心要·乳痈论》曰:“乳房阳明所经，乳头厥阴所属。凡乳母不知调养，忿怒所逆，郁闭所遏，浓味所酿，以致厥阴之气不行，故窍不得通；而汁不得出，阳明之血沸腾，故热甚而化脓。治法以青皮疏厥阴之滞，以石膏清阳明之热，以生甘草节行污浊之血，以栝楼子或加没药、青橘叶、皂角刺、当归、金银花消肿导毒，随症消息。然须以少酒佐之，加以艾火两三壮于肿处，其效尤捷。”

《蒋示吉》:“胃通于乳，乳房属胃。乳外属足少阳胆。乳头乃足厥阴肝经所主。乳傍乃手三阴经所起。”

《外科枢要》:“乳房属足阳明胃经，乳头属足厥阴肝经。男子房劳恚怒，伤于肝肾。妇人胎产忧郁，损于肝。”

十一、医案举例

刘某，女，45岁，1992年1月6日初诊。患者6年前行左乳乳腺癌根治术。近1个月来右乳房胀痛，经前痛甚，经后缓解。检查见右乳外上象限扪及多个颗粒状及片状块物，质地中等，表面光滑，连界不清，活动，按之疼痛，肿块与皮肤均无粘连，右腋下未扪及肿大淋巴结，脉濡，苔薄边有齿痕。证属术后气血不足，冲任不调。

治宜益气养血，调摄冲任。药用：生黄芪30g，党参15g，白术、茯苓各12g，仙茅15g，淫羊藿、补骨脂、莪术各30g，桃仁15g，海藻30g，制香附9g，广郁金12g。7剂。以后随症加减，用药 1 个月后，乳房胀痛明显减轻，继服 2 个月，乳房疼痛消失。乳房肿块大部消失；再继服 2 个月，乳房肿块消失，至今未发。

按：内分泌激素失调是乳腺增生病及乳腺癌发生的重要原因。冲任失调，气滞血瘀是两种疾病共有的病理过程。调摄冲任法可调整内分泌紊乱，既治疗乳腺增生，又可防止乳腺增生病癌变，一举两得，故陆师临症常在扶正法基础上，选用性温不热，滋润不燥之淫羊藿、补骨脂、菟丝子、肉苁蓉等调摄冲任，效若桴鼓。

第十八节 月经异常

一、概念

月经异常也称月经失调，是一种常见的妇科病，表现为月经周期或出血量的异常，或是月经前、经期时的腹痛及全身症状，病因可能是器质性病变或是功能失常。

二、病因病机

月经是否正常，与冲任二脉盈虚关系密切。月经一月一行，应时而至，尤与肝系有关。肝藏血，主筋膜，司疏泄。全身经脉均由肝系筋膜构成，是供气血津精流通的网络系统。月经是否正常，与肝脏输出血量多少以及经脉弛张有关。经脉弛张失度引起月经不调称为肝的疏泄失常。月经异常，也与津气的盈虚通滞关系密切。气指卫气，肇始于肾而充盛于脾，其升降出入则赖肺的宣降，脾的升降，肝的疏调。气虚则血失固摄而下泄，气滞则经脉挛急而血行不畅。津随气行三焦，其生化输泄则与肺、脾、肝、肾有关。津虚则血中津亏而经行量少，血色深红；津滞脉内，则血中之液增多，而呈经淡如水；津滞脉外，则妨碍气行而呈气郁湿滞，从而导致月经愆期，时前时后。所以月经异常，气虚、气滞者有之，血虚、血滞者有之，阴虚、湿滞者有之，冲任虚损者亦有之。

经行先期：月经二十余日即来，甚至半月一至，称为经行先期，先期而至机理，肝经有热者，有之；气虚不固者，亦有之。兼见心烦易怒，胁痛口苦，经色深红，质稠不淡，舌红脉数，即因肝经有热，血不内藏于肝而提前疏泄所致；兼见心悸气短，少气懒言，经色淡红而稀，舌淡而嫩，脉缓无力，即气虚不能束脉，脉络松弛，气虚不固使然。

经行后期：经期三十余日甚至四五十日一行，谓之经行后期。是因肝经虚寒，经脉因寒而挛，气血因寒而凝，不能应时而至，故常兼见经行腹痛，色黑夹块，舌淡脉弱。此种机理，称为冲任虚寒。

经行先后无定期：经行时前时后，谓之先后无定期。兼见经前或经行胸胁腰骶少腹胀痛者，为肝郁气滞，脉络挛急，疏泄失调；兼见面色无华，神疲乏力，色黑夹块，舌淡脉弱者，为冲任虚寒，气血虚滞的虚中夹实证候。

经行腹痛：未婚少女最为常见。形成经前或经行腹痛机理，肝寒气滞，经脉挛急而痛者有之；肝郁化热，经脉挛急而痛者，有之；瘀血阻络，经行不畅而痛者，亦有之。

兼见小腹冷痛，得温痛减，面青、舌淡，脉弦而缓者，此为肝寒气滞，经脉挛急而痛也；兼见胸、胁、乳房、腰骶胀痛，舌红脉弦，此为肝郁化热，经脉挛急而痛也；兼见血有瘀块，块下痛减，腹痛拒按者，此为瘀血阻络，不通而痛也。

三、中药辨证论治

1. 气滞血瘀

症状：经血色泽深暗有块，经期不准，小腹疼痛拒按，胸胁乳房胀痛，舌质紫暗有瘀点等。

治则：活血化瘀。

方药：四物汤或桃红四物汤加减。

药物组成：当归、熟地黄、川芎、白芍、桃仁、红花各15g。

2. 气血虚弱

症状；面色无华，经血量少、色淡，月经或超前或错后，经期短或月经淋漓，头晕眼花无力，舌质淡，心悸气短，说话有气无力。

治则：补气养血。

方药：八珍益母汤、补中益气汤加减。

药物组成：党参12g，白术10g，茯苓10g，炙甘草6g，黄芪10g，当归10g，广陈皮3g，升麻3g，桔梗3g，苍术5g。

3. 宫寒

症状：经期错后，痛经（热敷可缓解），经少白带偏多，畏寒，喜热饮，面色苍白，舌苔薄白。

治则：温经祛寒。

方药：艾附暖宫丸。

药物组成：艾叶（炭）120g，香附（醋制）240g，吴茱萸（制）80g，肉桂20g，当归120g，川芎80g，白芍（酒炒）80g，地黄40g，黄芪（蜜炙）80g，续断60g。

4. 血热

症状：经血提前和经血不畅、经血色红或发紫，口苦咽干，舌苔偏黄，午后作烧，颜面潮红。

治则：清热凉血。

方药：丹栀逍遥散。

药物组成：当归、芍药、茯苓、白术（炒）、柴胡各3g，牡丹皮、山栀（炒）、甘草（炙）各1.5g。

5. 脾不统血

症状：经血过多或淋漓不尽。

治则:补脾摄血。

方药:固冲汤、胶艾汤。

药物组成:川芎 9g,当归 9g,芍药 15g,阿胶 10g,干地黄 15g,艾叶 10g,甘草 6g。

四、药膳

1. 两地汤

组成:鲜生地黄 50g,鲜地骨皮 50g,猪瘦肉 100g,调料适量。

制法用法:将猪瘦肉切片,与鲜生地黄、鲜地骨皮同放入砂锅内,加水适量,煎 30 分钟,加入调料即可。去渣饮汤食肉。

功效应用:滋阴清热。

方解:傅山在《傅青主女科》中云:“地骨皮、生地黄,能清骨中之热。骨中之热,由于肾经之热,清其骨髓,则肾气自清,而又不损伤胃气,此治之巧也。”本方配以瘦肉,更增其滋阴清热之效。

2. 肉桂红茶

组成:肉桂粉 1.5g,红糖 15g,红茶汁 200 毫升。

制法用法:将肉桂粉和红糖加入热的红茶汁中,搅拌均匀即可。代茶频饮,当日饮完。

功效应用:温经,散寒,调经。

方解:肉桂性热,味辛、甘,能补火助阳,温通经脉,散寒止痛。红糖性温,味甘,可活血化瘀,补血养肝。红茶性微温,可温胃驱寒。诸药合用,有温经,散寒,调经之效。

使用注意:决明子通便,宜生用,打碎入药,煎煮时间不宜过久,否则有效成分破坏,作用降低。因其所含蒽苷有缓泻作用，大剂量可致泻，故应注意用量。

五、针刺疗法

1. 经早

主穴：土穴、关元、三阴交、血海。

配穴：实热证者，加太冲或行间；虚热证者，加太溪；气虚证者，加足三里、脾俞；月经过多者，加隐白、腰骶。

操作：关元、三阴交用平补平泻法，血海用泻法。配穴按虚补实泻法操作。气虚者针后加灸或者用温针灸；疼痛者，加肾俞、次髎。

2. 经乱

主穴：关元、三阴交、肝俞。

配穴：肝郁者，加期门、太冲；肾虚者，加肾俞、太溪；胸胁胀痛者，加膻中、内关。

操作：肝俞用毫针泻法，其余主穴用补法。配穴按虚补实泻法操作。

3. 经迟

主穴：气海、三阴交、归来。

配穴：寒实证者，加子宫；虚寒证者，加命门、腰阳关。

操作：气海、三阴交用毫针补法，可用灸法。归来用泻法。配穴按虚补实泻法操作，可用灸法或温针灸。

六、穴位贴敷

气滞血瘀型：当归、川芎、桃仁各 9g。将诸药共研细末，取 3～5g 用醋调糊，敷于神阙穴。睡前敷上，晨起取下。每日 1 次，10 次为 1 个疗程。

气血虚弱型：党参 12g，白术 10g、黄芪 10g，当归 10g。

将诸药共研细末,取 3 ~ 5g 用醋调糊,敷于神阙穴。睡前敷上,晨起取下。每日 1 次,10 次为 1 个疗程。

宫寒型:艾叶(炭)120g,香附(醋制)240g,肉桂 20g,当归 120g。将诸药共研细末,取 3 ~ 5g 用醋调糊,敷于神阙穴。睡前敷上,晨起取下。每日 1 次,10 次为 1 个疗程。

血热型:当归、芍药、柴胡各 3g。将诸药共研细末,取 3 ~ 5g 用醋调糊,敷于神阙穴。睡前敷上,晨起取下。每日 1 次,10 次为 1 个疗程。

脾不统血型:当归 9g、白术 9g、黄芪 9g、艾叶 12g。将诸药共研细末,取 3 ~ 5g 用醋调糊,敷于神阙穴。睡前敷上,晨起取下。每日 1 次,10 次为 1 个疗程。

七、拔罐法

月经先期:心俞、膈俞、归来、气海、关元、血海、三阴交、行间、中封。取坐位,先以针点刺心俞、膈俞,再选中口径火罐吸拔余下诸穴 10 ~ 15 分钟,每日 1 次。

经行后期:脾俞、命门、膈俞、天枢、气海、血海、足三里、三阴交。取坐位,选中口径火罐吸拔诸穴 10 ~ 15 分钟,每日 1 次。

月经先后不定期:肝郁者,取穴肝俞、膻中、期门、关元、血海、中极、三阴交,取坐位,先以针点刺肝俞,再选中口径火罐吸拔余下诸穴 10 ~ 15 分钟,每日 1 次。肾虚者,取穴肾俞、命门、气海、关元、中极、血海、关元、三阴交,取坐位,选中口径火罐吸拔诸穴 10 ~ 15 分钟,每日 1 次。

八、按摩疗法

1. 月经先期

(1)取仰卧位,用手掌顺时针按摩全腹 5 分钟,并置关元穴震颤3分钟;再用拇指指腹端按揉血海、阴陵泉、三阴交穴各1分钟。

(2)取俯卧位,用中指叩击八髎穴100次。

2. 月经先后无定期

(1)取仰卧位,用拇指指端点按膻中穴30下;再用双手分推法分推两胸胁3分钟;最后用拇指指腹端按揉关元、三阴交、血海、行间穴各1分钟,以局部有酸胀感为度。

(2)取侧卧位,用掌擦法从腋下推擦至腰髂部3分钟,以皮肤发热为度。

九、预防保健

(1)自月经初潮起,就应学习了解一些卫生常识,对月经来潮这一生理现象有一个正确的认识,消除恐惧及紧张心理,可预防原发性痛经产生或提高痛阈,减轻疼痛程度。注意经期及性生活卫生,防止月经期间上行感染,积极预防和治疗可能引起经血滞留的疾病。

(2)经期应注意保暖,忌寒、凉、生、冷刺激,防止寒邪侵袭;注意休息,减少疲劳,加强营养,增强体质,应尽量控制剧烈的情绪波动,避免强烈的精神刺激,保持心情愉快,平时要防止房劳过度,经期绝对禁止性生活。

(3)经期要注意饮食调理,经前和经期忌食生冷寒凉之品,以免寒凝血瘀而痛经加重。月经量多者,不宜食用辛辣香燥之物,以免热迫血行,出血更甚,而且注意不要滥用药,应根据痛经的原因,辨证施治。

十、文献摘要

《素问·上古天真论》:"女子二七而天癸至,任脉通,太冲脉盛，月事以时下，故有子；……七七任脉虚，太冲脉衰少，天癸竭地道不通，故形坏而无子也。”

《妇人胎产论》：“妇人童幼天癸未行之间，皆属少阴；天癸既行，皆从厥阴论之；天癸已绝，乃属太阴经也。”

《兰室秘藏》：“妇人血崩，是肾水阴虚，不能镇守包络相火，故血走而崩也。”

《诸病源候论》论妇人病，凡月水不调候五论、带下候九论、漏下候七论、崩中候五论，全部以损伤冲任立论。

《校注妇人良方》称：“妇人病有三十六种，皆由冲任劳损而致，盖冲任之脉为十二经之会海。”

《医学源流论》：“凡治妇人，必先明冲任之脉，冲任脉皆起于胞中，上循背里，为经脉之海，此皆血之所从生，而胎之所由系，明于冲任之故，则本源洞悉，而候所生之病，则千条万绪，以可知其所从起。”

十一、医案举例

林某，女，45岁。素体虚弱，月经量较多，因操劳以致崩漏，由于中气不足，气虚下陷所成。当以补气摄血为主，拟予补中益气汤加阿胶（后入）10g，山萸肉10g，龙骨（先煎）30g，牡蛎（先煎）30g。水煎服。服5剂后，崩漏渐止，嘱其再服3剂，以竟全功。

按：此患者为体弱、操劳而致中气下陷，治以补中益气汤加龙、牡、胶、萸以补气摄血，兼顾冲任。全方升、补、摄、固的特点相当突出。

第十九节　带下异常

一、概念

带下的量明显增多，色、质、气味发生异常，或伴全身、局部症状者，称为“带下病”，又称“下白物”“流秽物”。相当于西医学的阴道炎、子宫颈炎、盆腔炎、妇科肿瘤等疾病引起的带下增多。

二、病因病机

带下过多的主要病因是湿邪，湿邪有内生与外感之别。外湿指外感之湿邪逢经期、产后乘虚内侵胞宫，以致任脉损伤，带脉失约，引起带下病。内湿的产生与脏腑气血功能失调有密切的关系，譬如脾虚运化失职，水湿内停，下注任带；肾阳不足，气化失常，水湿内停；素体阴虚，感受湿热之邪，伤及任带等。总之，“夫带下俱是湿症”（《傅青主女科》）。脾肾功能失常是发病的内在条件，任脉损伤、带脉失约是带下过多的基本病机。

带下过少的主要病因是肝肾亏损、血枯瘀阻，主要病机是任带失养。

三、中药辨证论治

1. 脾虚湿困

症状：带下量多，色白或淡黄，质稀薄，无臭气，绵绵不断，神疲倦怠，四肢不温或跗肿，纳少便溏，面色晄白，舌质淡、苔白腻，脉缓弱。

治则:健脾益气,升阳除湿。

方药:完带汤。

药物组成:白术(土炒)、山药(炒)各30g,人参6g,白芍(酒炒)15g,车前子(酒炒)、苍术(制)各9g,甘草3g。陈皮、黑荆芥穗、柴胡各2g。

2. 肾阳虚

症状:带下量多,色白清冷,稀薄如水,淋漓不断,头晕耳鸣,腰痛如折,畏寒肢冷,小腹冷感,小便频数,夜间尤甚,大便溏薄,面色晦黯,舌淡润、苔薄白,脉沉细而迟。

治则:温肾助阳,涩精止带。

方药:内补丸。

药物组成:鹿茸20g,菟丝子12g,潼蒺藜12g,白蒺藜15g,紫菀10g,肉桂10g,桑螵蛸10g,肉苁蓉9g,制附子6g。

3. 阴虚挟湿

症状:带下量不甚多,色黄或赤白相兼,质稠或有臭气,阴部灼热或瘙痒,腰膝酸软,头晕耳鸣,颧赤唇红,五心烦热,失眠多梦,舌红、苔少或黄腻,脉细数。

治则:滋阴益肾,清热利湿。

方药:知柏地黄丸加味。

药物组成;熟地黄(煮烂,捣)24g,山萸肉、山药各12g,泽泻、牡丹皮、白茯苓各9g,牛膝6g,知母、黄柏各24g。

4. 湿热下注

症状:带下量多,色黄,脓性或黏稠有臭气,或伴阴部瘙痒,胸闷心烦,口苦咽干,纳食较差,小腹或少腹作痛,小便短赤,舌红、苔黄腻,脉濡数。

治则:清热利湿止带。

方药:止带方加减。

药物组成:苍术15g,黄柏15g,淮牛膝20g,乌贼骨15g,白芍15g,芡实15g,茜草炭10g,茯苓、泽泻各10g。

5. 湿毒蕴结

症状:带下量多,黄绿如脓,或赤白相兼,或五色杂下,状如米泔,臭秽难闻,小腹疼痛,腰骶酸痛,口苦咽干,小便短赤,舌红、苔黄腻,脉滑数。

治则:清热解毒除湿。

方药:五味消毒饮加减。

药物组成:蒲公英、薏苡仁、天葵子、紫花地丁各20g,金银花、菊花、土茯苓各15g。

6. 血枯瘀阻

症状:带下量少或无,阴道干涩或干痒,面色无华,头晕眼花,心悸,神疲乏力,或经行腹痛,经色暗黑,夹有血块,舌质暗红或有瘀斑,脉细涩。

治则:补血益精,活血化瘀。

方药:滋血汤加减。

药物组成:当归15g,川芎10g,白芍15g,熟地黄20g,党参20g,白术15g,茯苓15g,山药30g,北黄芪15g,枸杞子15g,山茱萸15g,鸡血藤30g。

四、药膳

1. 扁豆山药莲子茶

组成:白扁豆、山药、莲子各20g,白糖适量。

制法用法:先将白扁豆炒至金黄色,然后和莲子一起捣碎,山药切片。同煎汤,取汁,加适量白糖。代茶频饮。

功效应用:健脾燥湿,收涩止带。适用于脾虚湿盛型带下。

方解:方中炒白扁豆可健脾化湿,用于脾虚泄泻,白带过多。山药补气健脾,治诸虚百损。莲子性平,味干涩,能补脾,固肾,涩精。三药共奏健脾化湿止带之功。

2. 芹菜饮

组成:鲜芹菜适量。

制法用法:将芹菜洗净,切段,用开水烫 5 分钟后榨汁。即榨即饮,每日 2 次。

功效应用:清热利湿。

方解:芹菜性凉,味甘,能清热平肝,凉血利湿。故带下属湿热下注型适用。

五、针刺疗法

脾虚夹湿及肾气不足者:脾俞、带脉、肾俞、足三里、八篌(补法);带脉、足三里、气海、脾俞(补法或灸法)。

气虚不固者:三阴交、血海(泻法),留针 20 分钟;灸百会,每日 1 次,每次 3 壮。

湿热或实热挟瘀者:中极、三阴交、阴陵泉、白环俞(泻法)。

六、穴位贴敷

寒湿带下:取白芷 3g、肉桂 5g、苍术 2g、蛇床子 2g。用时将诸药共研细末,用醋调糊,睡前敷于神阙穴,用医用胶布固定,晨起取下,5 次为 1 个疗程。

湿热带下:芡实 10g、车前子 3g、黄柏 5g。用时将诸药先炒,然后共研细末,用醋调糊,睡前敷于神阙穴,用医用胶布固定,晨起取下,5 次为 1 个疗程。

七、拔罐法

主穴:带脉、白环俞、气海、三阴交。湿热配阴陵泉。肾虚配肾俞。选取中、小号火罐吸拔诸穴,留罐 10 ~ 15 分钟。每日 1 次,5 次为 1 个疗程。

八、按摩疗法

患者取仰卧位,用摩法施于小腹,手法方向为逆时针旋转,在腹部的移动方向为顺时针。手法尽量深沉缓慢,同时配合按揉关元、气海,时间约 10 分钟。再转向下肢,沿脾、胃、肾三经在下肢的循行施揉法,点按足三里、血海、三阴交等穴,每穴 2 分钟。换俯卧位,用一指禅推法作用于腰部脊柱旁,重点按揉肝俞、脾俞、肾俞,每穴 2 分钟。或用擦法在脊柱两旁治疗,然后再按揉上述穴位 2 ~ 3 遍,以患者感觉酸胀为度。

九、预防保健

(1)备好自己的专用清洗用具:不与他人合用浴巾,清洗盆在使用前要洗净。毛巾使用后要晒干或在通风处晾干,最好在太阳下暴晒,一般暴晒 4 ~ 6 小时,可以达到杀菌消毒的目的。因毛巾日久不见阳光,容易滋生细菌和真菌。暴晒时要注意翻动使内外面都能直接受到日光的照射。

(2)注意外阴部的局部卫生:用温水清洗外阴,最好不用药剂冲洗外阴部,也不要使用碱性大的肥皂,以免改变阴道正常的酸性环境。必须用肥皂时,应选用刺激性较小的婴儿香皂，以减少对皮肤的刺激。无论用什么清洗，都要保持局部的洁净和干燥。

(3)不洗盆浴，上公共厕所宜蹲不宜坐，勤洗、勤晒内裤。小便后应用卫生纸将尿液擦干。大便后用手纸由前向后揩拭干净，并养成用温水清洗或冲洗肛门的习惯。若不揩净，肛门口留有粪渍，污染了内裤，粪渍内含有的肠道细菌会趁机进入阴道，引起炎症。

(4)月经期间，要用温水勤洗外阴，勤换卫生巾，以免血渍成为细菌的培养基和滋生地。

(5)注意平衡营养，营养状态也是保持机体与正常菌群平衡的重要因素。

(6)当身体机能下降或正常菌群失调时，也会发生某种生殖道感染。因此积极参加体育运动，锻炼身体，增强体质，提高机体的免疫力和抵抗疾病的能力。

(7)不要轻易服用抗生素，因为抗生素会改变阴道中的 pH 值和正常菌群。滥用、乱用或不合理应用抗生素，会带来不良的后果。

(8)当机体出现外阴炎症或阴道疾病后，须到医院进行诊治，遵医嘱在短期内用药，如有必要进行阴道冲洗，需要维护女性生殖道的天然防线，不破坏阴道内的生态平衡。

十、文献摘要

《妇人大全良方》："人有带脉，横于腰间，如束带之状，病生于此，故名为带。"

《素问·骨空论》："任脉为病……女子带下瘕聚。"

《金匮要略心典》："带下者，带脉之下，古人列经脉为病，凡三十六种，皆谓之带下病，非今人所谓赤白带下也。”

《女科证治约旨》：“若外感六淫，内伤七情，酝酿成病，致带脉纵弛，不能约束诸脉经，于是阴中有物，淋漓下降，绵绵不断，即所谓带下也。”

十一、医案举例

宋某，女，27岁，2010年8月11日初诊。主诉：带下量多，色黄，如豆渣样，阴痒，伴四肢无力。月经周期正常。末次月经7月23日。13岁月经初潮，西医检查有宫颈糜烂。舌胖大有齿痕、苔白，脉弦细。证属脾虚湿热下注，治以健脾祛湿为主。处方：党参15g，苍术、白术各10g，薏苡仁30g，芡实20g，甘草6g，车前子10g，陈皮8g，土茯苓20g，白芍10g，山药12g，柴胡8g，地肤子20g，石榴皮12g，蛇床子12g。7剂，水煎服。以该方随症加减，21剂后见好转。

按：本案患者为脾虚所致，脾主四肢，脾虚则不能将水谷精微输布周身，故患者表现为四肢无力，脉细无力，舌胖大有齿痕、苔白，湿郁化热，重浊下注，则带下色黄。《医学心悟》曰：“带下之症……不外脾虚有湿，脾气健旺则饮食之精华生气血而不生带。”故以党参、白术、山药、甘草健脾益气，苍术、芡实健脾燥湿，车前子利水渗湿，薏苡仁、陈皮健脾行气，清热祛湿。脉弦故以柴胡、白芍疏肝解郁。因该患者有宫颈糜烂，阴痒，故加土茯苓、地肤子、蛇床子、石榴皮清热解毒、驱虫止痒。

第二十节 嗜 睡

一、概念

中医称嗜睡为“多寐证”，其特点是不论昼夜，时时欲睡，唤之能醒，醒后复睡。

二、病因病机

中医认为多寐是由于阴阳失衡，阳虚阴盛所致。本病的发生，或者因为外感失于调治，或因起居失宜，引起机体阴阳失调，营卫失和，使卫气独留于阴，不能行于阳经，以致阴盛阳衰，营卫不和，而见多眠；或因情志不遂，大怒伤肝，肝气郁结，气机逆乱，阴阳失和，而出现多寐；或因七情过激，喜则气散，心气不足则晕倒而睡。此外，多寐还可因脾气亏虚，湿气过盛所致。

三、中药辨证论治

1. 阳气虚衰

症状：年老体弱或久病之后，神疲乏力，食欲减退，懒言多汗，畏冷肢凉，舌苔白润。

治则：温阳补气。

方药：附子理中汤合补中益气汤加减。

药物组成：制附子 6g，党参 15g，白术 10g，干姜 6g，黄芪 15g，当归 10g，升麻 6g，陈皮 6g，柴胡 10g，炙甘草 5g，焦三仙各 10g。

2. 气血不足

症状：素体虚弱，少气懒言，倦怠乏力，头晕作眩，心悸不安,月经量少,色淡质稀,经行之际昏昏嗜睡,每以进餐后尤甚,面色萎黄,舌淡苔白,脉沉细无力。

治则:补气养血。

方药:十全大补汤加减。

药物组成:党参、白术、茯苓、熟地黄、当归、白芍各10g,黄芪15g,川芎6g,肉桂、甘草各3g。

3. 痰湿困脾

症状:素体肥胖,常伴水肿,动则气喘,食欲欠佳,胃脘满闷,白带量多,质黏而稠,经行之际精神疲惫,头重如裹,四肢沉重,困倦嗜睡,终日昏昏嗜睡,舌苔白腻,脉濡缓。

治则:健脾燥湿。

方药:平胃散和二陈汤加减。

药物组成:苍术10g,厚朴10g,陈皮10g,茯苓15g,白豆蔻10g,生薏苡仁15g,藿香10g,佩兰10g,肉豆蔻10g,麻黄5g。

四、药膳

1. 益气开窍粥

组成:黄芪15g,党参各12g,川芎、石菖蒲各10g,神曲15g,粳米100g。

制法用法:先将药物水煎,取汁,用药汁煮粥至熟烂,每日2~3次。

功效应用:补气养血,开窍通络。适用各种体质虚弱或病后、产后之人。

方解:本方所治之证是由各种原因引起的气血亏虚造成的。方中用黄芪补气升阳,利水渗湿。党参益气生津养血。川芎活血行气，通经络。再配上石菖蒲开窍豁痰，醒神益智。共奏补气养血，开窍通络之效。最后加入神曲帮助体弱患者消化吸收。

2. 祛痰开窍粥

组成：苍术 12g，陈皮、厚朴、石菖蒲各 10g，薏苡仁 15g，炙甘草 6g，粳米 100g。

制法用法：先将药物水煎，取汁，用药汁煮粥至熟烂，每日 2～3 次。

功效应用：燥湿化痰，健脾开窍。

方解：苍术、厚朴是燥湿、行气的经典对药。陈皮调和药味，同时加强理气的作用。薏苡仁健脾渗湿。这几味搭配既健脾燥湿，又着重行气，再加上石菖蒲开窍豁痰，醒神益智，全方共奏燥湿化痰，健脾开窍之功。

五、针刺疗法

主穴：百会、四神聪、后溪、印堂、鸠尾。痰湿加脾俞、三阴交、丰隆。胆经湿热加胆俞、至阳；气血亏虚加气海、心俞、脾俞；肾精不足加关元、肾俞。毫针刺，补虚泻实，四神聪针刺是针尖朝向百会。每日 1 次，留针 30 分钟，6 次为 1 个疗程。

六、穴位贴敷

冰片 0.1g、苏合香 1g 共研细末，每次取 0.2g 涂于胶布上贴太阳穴，每日 1 次，双侧太阳穴交替贴敷，5 次为 1 个疗程。

七、拔罐法

(1)髓海不足：大椎、关元、神道。取坐位，选用中口径火罐吸拔诸穴 10~15 分钟,每日 1 次。

(2)心脾阳虚:心俞、脾俞、大椎、足三里。取坐位,选用中口径火罐吸拔诸穴 10~15 分钟,每日 1 次。

(3)湿浊困脾:脾俞、阴陵泉、关元、丰隆。取坐位,选用中口径火罐吸拔诸穴 10~15 分钟,每日 1 次。

八、按摩疗法

(1)推抹醒脑:取仰卧位,医者用一指禅推法自印堂向上推至神庭、百会,反复 5~6 次。再分推前额,指摩法从印堂至神庭,手法宜重,反复 5~6 次。

(2)按揉安神:按揉百会、四神聪、风池、太阳、水沟、足三里,每穴 2 分钟。

(3)推经通络:取坐位,医者用一指禅推法或揉法操作于颈项部,反复 5~6 次。

(4)开窍益髓:拿五经 5~6 次,头部扫散法左右各 1 分钟。拿肩井结束。

九、预防保健

(1)严格作息时间对患者进行适当的解释,白天有意识地让患者小睡,养成良好的生活习惯。要克服嗜睡,首先生活节奏要把握好,不要三天两头一时冲动要学习就熬通宵,睡觉时间时早时晚,应养成比较有规律的生活习惯。实践证明,对冬日里养成的生活习惯做适当调整,使机体逐渐适应气温上升的气候,是解除嗜睡的关键一环。例如,冬天为保暖,通常会关门闭户,到了春天就要经常开门窗,使室内空气流畅。起居方面也要注意保证一定的睡眠时间,足够的睡眠有助于消除疲劳。

(2)要多参加体育活动,每天不少于1小时,使自己的心身得到兴奋。进行一些适量的健身锻炼项目,可有效地改善生理机能,使身体呼吸代谢功能增大,加速体内循环,提高大脑的供氧量,嗜睡就会缓解。比如清晨信步慢行、做操、跑步、打太极拳对于振奋精神十分有益。

(3)心理调节要有积极的生活态度,每天给自己制订好生活学习计划,并认真努力完成等。对于因自尊、感情支持相关而产生的问题进行心理咨询是很重要的,尤其对那些嗜睡的人来说,因为他们不能完全发挥自己的潜能,可能被家人和同龄人认为懒惰、不愿意活动。这种情况多采用心理治疗,去除与发病有关的不良心理因素,避免精神刺激,帮助患者建立正常的生活规律。

十、文献摘要

《灵枢·寒热病篇》说:"阳气盛则瞋目,阴气盛则瞑目。"

《脾胃论·肺之脾胃虚论》:"脾胃之虚怠惰嗜卧。"

《丹溪心法·中湿》:"脾胃受湿,沉困无力,怠惰嗜卧。"

十一、医案举例

吕某,男,45岁,1992年7月13日初诊,自述春节期间酗酒后嗜睡,现每日昏昏欲睡,时有低热,反应迟钝,面色暗浊,大便不畅,舌红苔白而腻,脉数。证属湿阻热郁,气机不畅。治宜芳香宣化,宣展气机。处方:蝉衣、片姜黄、炒山栀、前胡、苏叶各6g,僵蚕、淡豆豉、藿香、佩兰、大腹皮、槟榔各10g,大黄1g。服药7剂后,嗜睡减轻,发热未作，再以上方去藿香、前胡，加防风 6g，白豆蔻 4g，服药 20 余剂，嗜睡愈，精神爽，饮食、二便如常。

按：酗酒后出现嗜睡，必与嗜酒相关。酒乃谷物酿造而成，其性湿热大盛。凡嗜酒之人多湿热壅盛，湿热蒙闭，气机不畅，神明失聪，故昏昏欲睡。今面浊，舌红苔白腻，脉濡数，皆是湿热之征。治用升降散疏调气机，加前胡、苏叶宣展肺气，气化则湿邪亦化；藿香、佩兰芳香化湿，大腹皮、槟榔、淡豆豉发越陈腐，疏利三焦。服之气机展，三焦畅，湿热去，则热退神清矣。

第二十一节　畏　寒

一、概念

畏寒多是身体受到外在寒邪侵袭，或自身阳虚阴盛或机体机能失调所造成。人体在失调情况下，邪气易于入室，加之素体阴盛，所以畏寒的病征显而易见。

二、病因病机

畏寒的形成有两个方面的原因：

(1)寒邪内侵，或饮食生冷，导致阴寒内盛，阻遏阳气，机体失于温煦而畏寒，此为实寒证。如寒邪直中肠胃而突发以脐腹冷痛为主症的胃肠实寒证；寒邪侵犯足厥阴肝经而引起以少腹牵引、睾丸冷痛为主症的肝经实寒证等。

(2)脏腑阳气虚衰，无力温煦机体而畏寒，此为虚寒证。如心阳虚、脾阳虚、肾阳虚等，皆以畏寒为主要表现之一。实寒之畏寒，病程较短，多有受寒及饮食生冷的病史；虚寒之畏寒，病程较长，多由慢性疾病损耗脏腑阳气而致。

三、中药辨证论治

1. 实寒

症状：脘腹冷痛，呕吐清水，大便溏泄，小便清长，畏寒肢冷，面色苍白，舌淡苔白润，脉沉迟或微细等。

治则：温中散寒。

方药:理中丸。

药物组成:人参15g,干姜15g,白术15g,甘草15g,防风30g,黄芪60g,白术60g,大枣1枚。

2. 虚寒

症状:面色㿠白少华,精神不振,畏寒肢冷,得热则舒,腹痛喜按,小便清长,大便稀薄,舌淡苔白,脉沉迟缓弱。

治则:攻下冷积,温补脾阳。

方药:温脾汤。

药物组成:大黄15g,当归9g,干姜9g,附子6g,人参6g,芒硝6g,甘草6g。

四、药膳

1. 附片苡仁粥

组成:制附片10g,薏苡仁20g,生姜15g,粳米100g。

制法用法:生姜洗净切片;粳米、薏苡仁淘净;制附片加水先煎2小时,入生姜,再煎半小时取汁,用药汁与粳米、苡仁煮粥。分2次食。

功效应用:温肾通阳。适用于心肾阳虚,见畏寒肢冷,心悸怔忡,或小便不利,肢面水肿者。

方解:方中附子辛甘热,归心肾脾三经,是助阳补火,散寒止痛的首选。薏苡仁甘淡微寒,能利水渗湿,健脾除痹。生姜性微温,散寒和胃。诸药合用共奏温肾通阳,利水渗湿之效,主治肾阳亏虚不能化水,见畏寒者。

使用注意:方中附子有毒,服用不可过量。

2. 补肾蜜膏

组成:山药250g,补骨脂30g,肉桂10g,蜂蜜适量。

制法用法：前三种加水煎煮、取汁，加热浓缩，再与约等量经煎炼的蜂蜜一同煎沸；待冷备用。每次食1～2匙。

功效应用：温中健脾，补肾助阳。适用于畏寒肢冷，面色淡白，腰膝或下腹冷痛，或下利清谷，舌淡胖、苔白滑，脉沉细者。

方解：方中山药归肺脾肾三经，补脾肺肾三脏之气。补骨脂补肾助阳，暖脾止泻。肉桂补火助阳，温经散寒，虽然和桂枝同源但却气厚下行，能引火归元。蜂蜜味甘有补中益气的作用，同时调和味道。诸药相配共奏温中健脾，补肾助阳之功。

五、针刺疗法

主穴：足三里、关元、神阙、气海。久病体虚加脾俞、肾俞；痰多咳嗽加列缺、丰隆；烦躁者加章门、太冲。毫针刺，补虚泻实。每日1次，留针30分钟，6次为1个疗程。

六、穴位贴敷

(1)气血亏虚：黄芪12g、当归6g、白术6g、桂枝6g，诸药共研细末，用时取3～5g用醋调成糊状敷于神阙穴，用胶布固定。每晚睡前敷上，晨起取下。每日1次，5次为1个疗程。

(2)肾阳亏虚：补骨脂12g，肉桂4g，共研细末，用时取3～4g用醋调成糊状敷于神阙穴，用胶布固定。每晚睡前敷上，晨起取下。每日1次，5次为1个疗程。

七、拔罐法

(1)气血亏虚：患者取俯卧位，于背部督脉、足太阳经走向走罐,10～15 分钟,以皮肤微红为度。然后选用中、小号罐拔罐于风门、大椎、中脘、气海、关元、血海、足三里、三阴交,留罐 10～15 分钟。每日 1 次,5 次 1 个疗程。

(2)肾阳亏虚:患者俯卧位,于背部督脉、足太阳经及腰骶部走罐,10～15 分钟,以皮肤微红为度。然后选用中号罐拔罐于肾俞、命门、中脘、气海、关元,留罐 10～15 分钟。每日 1 次,5 次 1 个疗程。

八、按摩疗法

(1)气血亏虚:患者取坐位,医者横擦背部、直擦背部督脉,以透热为度。点按风门、大椎穴。换俯卧位,按揉中脘、气海、关元各 2 分钟。顺时针摩腹 6～8 分钟。按揉双侧血海、足三里、三阴交各 2 分钟。

(2)肾阳亏虚:患者俯卧位,医者按揉双脾俞、肾俞各 2 分钟。横擦背部督脉、腰部肾俞、命门及腰骶部,以透热为度。患者仰卧位,医者按揉中脘、气海、关元各 2 分钟。顺时针摩腹 6～8 分钟。

九、预防保健

1. 呵护你的脚

平时经常关心"脚",是防治畏寒的生活诀窍。养成习惯常做"踮脚尖伸腰"运动,将大大改善身体的抗寒机能。经常用加有粗盐的水"泡脚"可以改善血液循环,消除脚部寒冷的感觉。

2. 冷水洗面

此法一般从夏季开始,秋冬不辍,以增强适当性。每日早晚坚持用冷开水洗脸,这样可增加面部的血液循环,提高抗病、耐寒能力，从而减轻怕冷的症状。

3. 加强锻炼

坚持每天锻炼身体，提高机体的免疫力。

十、文献摘要

《素问·通平虚论》："精气夺则虚。"

《素问·调经论》："阳虚则外寒，阴虚则内热。"

《理虚元鉴·虚证有六因》："有先天之故，有后天之因，有痘疹及病后之因，有外感之因，有境迁之因，有臣药之因。"

十一、医案举例

患者，女，25岁。患腹胀如鼓，每到夜晚加重，胀得难以入眠，晚饭也不敢吃，不停地放屁，放屁后腹胀稍减。曾用理气中药治疗1个月，效果不显。该患者怕冷，有时大便溏泄而不爽，不敢食凉物。用理中汤重用干姜至15g，焦白术30g，加木香、砂仁，2周而愈。

按：此脾胃虚寒，气机郁滞，不能单纯理气，必须温运脾阳，待脾阳强大，中焦寒去，其气自然运转。